Le DICOVID

Kennes
Éditeur
de coups de cœur

Retrouvez-nous sur www.kenneseditions.com

Rejoignez-nous sur notre page Facebook :
www.facebook.com/KennesEditions

Suivez-nous sur notre compte Instagram :
kenneseditions

Rue de la Blanche Borne 15
6280 Gerpinnes (Loverval) – Belgique

ISBN : 9782380754520
NUART : 6894173
Dépôt légal : D/2021/13.105/95 | R1/2021

Photographie de couverture : © Saskia Vanderstichele
et le théâtre Le Public

Imprimé en Europe.

BRUNO COPPENS

Dessins de PIERRE KROLL

Le DICOVID

d'Asymptomatique à Zoonotique

« Peut-on mourir de toux ?
Oui mais pas avec tout le monde ! »

Pierre Desproges

(AVANT LA PANDÉMIE)

AVERTISSEMENT

Ce Dicovid est un médicament,
ne pas dépasser la prose prescrite
sans avis lexical

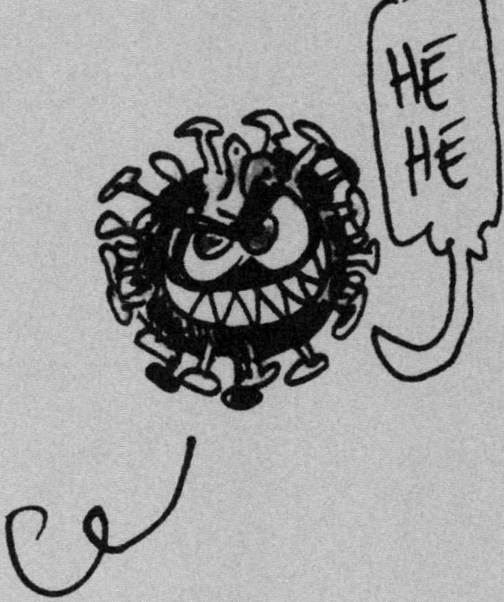

A

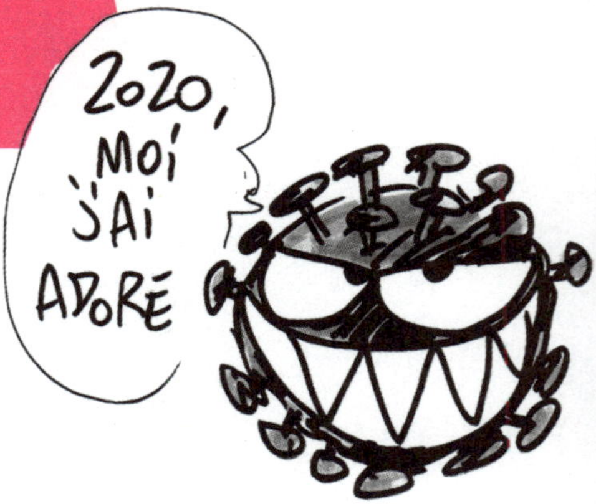

Année 2020

Année où l'homme, de l'animal, fut de loin le plus proche.

Ante-covid

Période d'insouciance où l'on pouvait encore demander à un coiffeur un soin appelé « permanente ». Depuis la pandémie, tout mot en lien, même juste par capillarité, avec une « activité professionnelle pratiquée de façon stable et sur une longue durée » est dorénavant banni. (Voir Junkie)

Anti-chinois

[Sentiment fort répandu en Europe au printemps 2020.]

Mais, après un mois de confinement, de très nombreux parents l'avouèrent, le gouvernement chinois avait eu raison dès 1975 : un enfant par famille, c'est vraiment la limite.

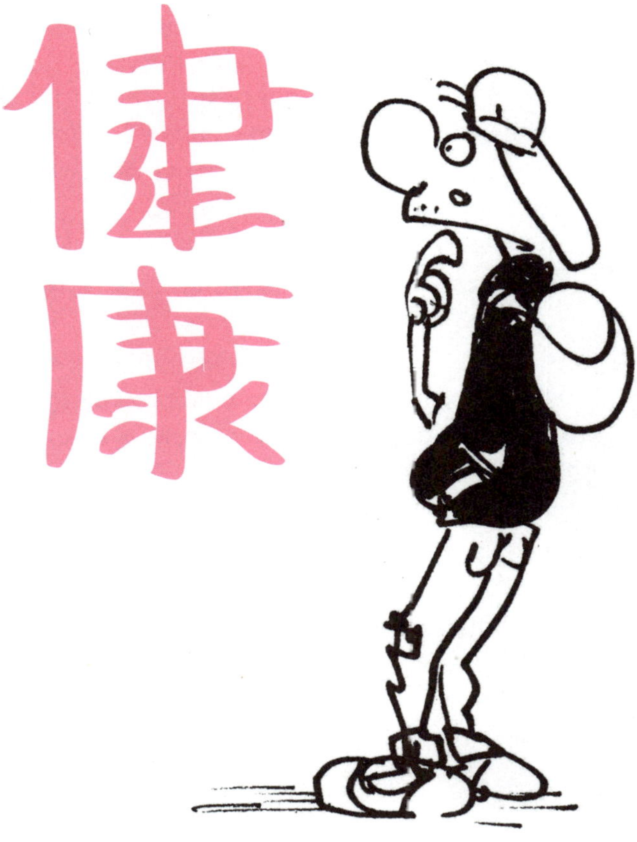

Après (Le monde d')

— Boris Johnson achète un peigne.
— Recep Tayyip Erdoğan chante « *Pour toi, Arménie* » en imitant Charles Aznavour devant la grande mosquée d'Istanbul.
— Mahomet envoie son premier selfie.
— Dans tous les homes, désormais classés au patrimoine de l'humanité, nos aînés peuvent recevoir la visite de l'hologramme d'un membre de la famille sans limitation de durée.
— Alexander De Croo annonce un Noël 2021 pas comme les autres avec une messe de minuit remplacée par la diffusion du bêtisier de tous les comités de concertation.
— Bashar al-Assad, Kim Jong-un et Alexandre Loukachenko font du covoiturage jusqu'au TPI à La Haye.
— À la suite de la formation pain que des milliers de gens ont suivie chez eux pendant les confinements, le nombre de boulangeries ouvertes dépasse celui de bouches à nourrir.
— Stéphane Moreau, condamné à des travaux d'intérêt général, tient un magasin Oxfam à Ans.
— Yves Van Laethem, en direct à la télé sur le plateau de François de Brigode, change sa frange de côté et promet de racheter les lunettes de Philippe Reynaert.

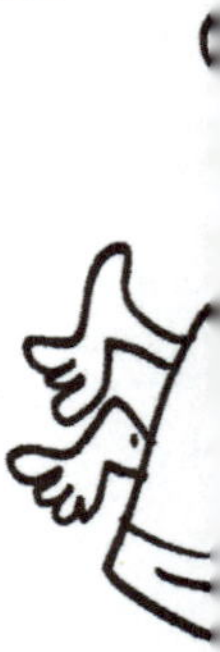

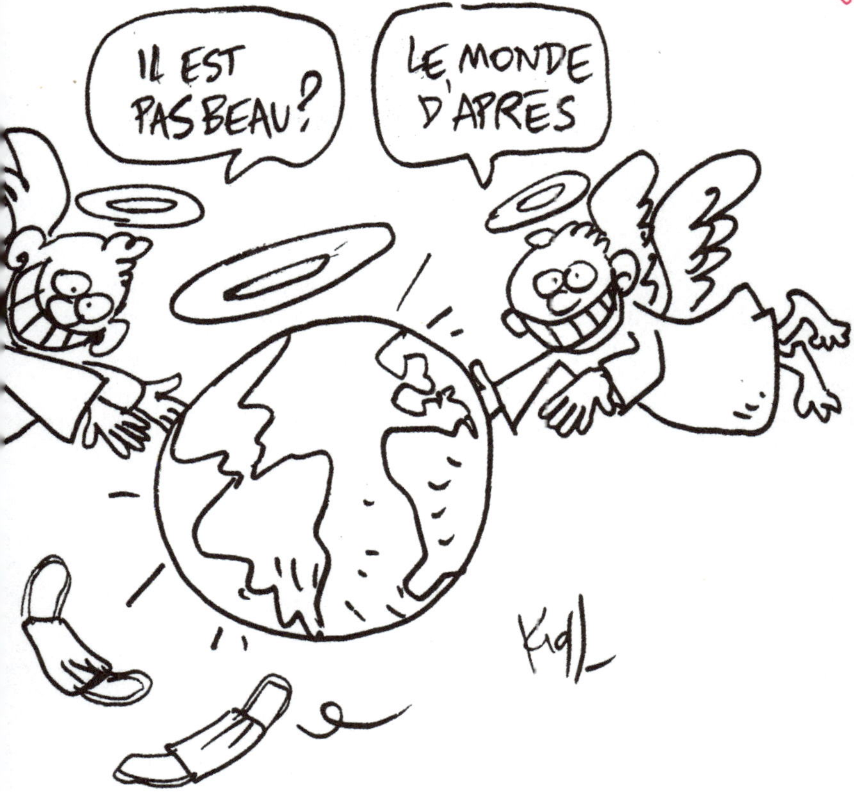

Artiste

[Personne menant une vie scène.]

Depuis le 13 mars 2020, il est passé du côté cour-côté jardin au côté cure-côté chagrin. D'où sa spleenitude qui vire en sombritude plus rapidement encore qu'entre deux bavures policières en Amérique. Ce n'est pas à proprement parler un burn-out mais ça lui ressemble, ça lui ressemble tant que c'est peut-être mieux. Le fait de chanter du « Johnny et Sylvie » illustre bien que l'artiste a touché le fond.

Asymptomatique

[Personne contaminée mais privée de symptômes.]

Étymologie : « a » préfixe privatif comme dans « *ablation : privé d'un organe* », « *abbaye : privée de rapports sexuels* » et « *Abbi Jacob : circoncis* ».

Exemple : Paul Magnette fut asymptomatique durant l'été 2020. Il ignorait alors que, lors de négociations en vue de former un gouvernement, il avait été touché par le virus nationaliste de Bart De Wever. Le bourgmestre de Charleroi a finalement gardé la distanciation socialiste, sans contaminer d'autres camarades et sans être mis à l'isolement par la section locale de Charleroi.

Autoconfinement

[Attitude adulte des citoyens.]

Il est bien moins infantilisant de se prendre en charge directement plutôt qu'attendre les décisions du prochain comité de concertation. Ce fut un réflexe adopté par beaucoup de citoyens dès qu'ils apprirent, par exemple, que l'immunité après une première infection n'était pas nécessairement garantie !

Heureusement, cette nouvelle fut totalement démentie par la non-réélection de Trump en novembre 2020, les Américains n'en ont pas repris pour quatre ans.

Avion

[Moyen de transport très 2019.]

L'annulation des vols et la fermeture à deux reprises des frontières ont augmenté chez beaucoup de Belges l'angoisse de l'enfermement. Heureusement, l'achat massif de bas de contention leur apporta un peu de sérénité. En effet, tous les médecins vous conseillent de porter ce type de bas lorsque vous prenez l'avion afin d'éviter la phlébite et des soucis au niveau de la circulation sanguine. Du coup, lorsqu'au cœur d'un confinement, vous enfilez une paire de ces fameux bas à la maison, en fermant les yeux, vous imaginez très vite le plateau-repas, le sourire de l'hôtesse, les gens serrés sans distanciation sociale, voilà une belle manière de compenser le sédentarisme imposé par les circonstances... jusqu'au moment où la voix de l'hôtesse résonne : « *En cas de dépressurisation, les masques à oxygène tomberont d'eux-mêmes.* » Un masque ? Encore ?!? Noooooon ! Et vous de vous réveiller et les bas de contention de retomber sur vos talons.

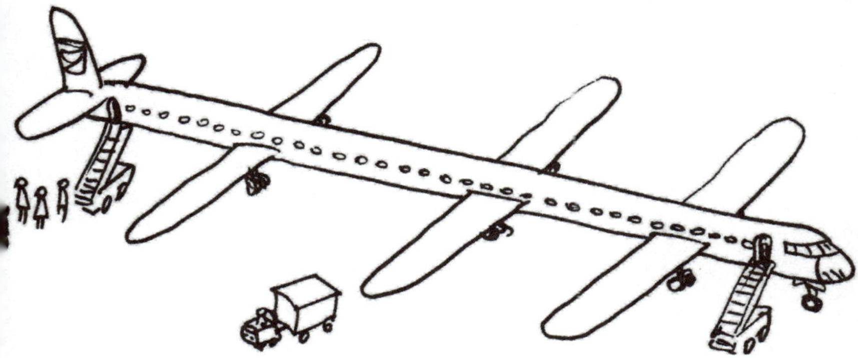

DEMAIN : L'AVION À DISTANCIATION SOCIALE CORRECTE ©

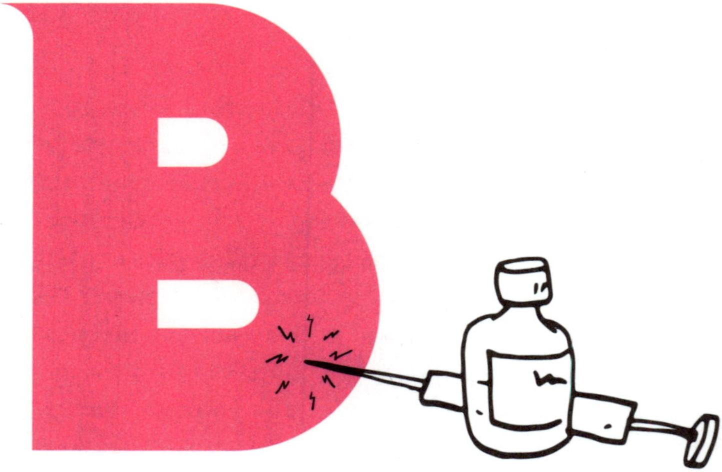

Beuverie (Parc de la)

Endroit verdoyant de Liège, appelé également la Boverie mais seulement lorsqu'il est à jeun.

Bigpharma

Consortium qui se profile actif dans le traitement prophylactique de ses profits actifs.

Bouchez Georges-Louis

[Homme politique rêvant de devenir une marque.]

Après DSK, PPDA, JFK, un jour on dira GLB. Pour l'heure, on le surnomme le Bouchez des vanités.
Il est le Pokémon GO belge, s'invitant là où on ne l'attend pas et, parfois, se retrouve là où on ne veut plus l'entendre.
Il est perpétuellement en démonstration. Son corps pour show-room, sourire VRP, bras customisé : un

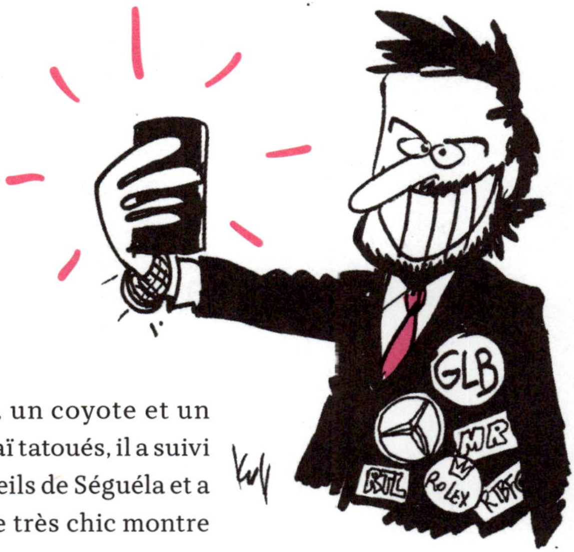

apache, un coyote et un samouraï tatoués, il a suivi les conseils de Séguéla et a déjà une très chic montre à 35 ans.
Il vit en flux tendu, se trouve indispensable. Un micro, une caméra, Georges-Louis est là !
Il s'aime à tout vent et comme on n'est jamais mieux selfie que par soi-même, il se mire, s'admire sur tout écran.
Il tweete des « putschlines » plus souvent encore que Trump lors de sa présidence.
Il ne vibre qu'au buzz alors, de son père commerçant, il a repris cette antienne, adaptée au monde politique : « *Le clivant est roi.* »
Il a la jactance ostentatoire. Du panache et du culot, il a la pose, la prose et l'à-propos.
Il a, en télé, des mouvements de tête, du regard, qui témoignent de toutes ses heures passées à imiter les postures de Didier Reynders.
Il pense, dans son bureau surplombant la ville, à cette avenue de la Toison d'Or. Dans le mythe, celle-ci est défendue par un Dragon qui, un jour, s'assoupit. Ce Dragon, c'est Elio. La Toison d'or : le poste de bourgmestre de Mons, c'est le combat de sa vie, voilà

pourquoi Georges-Louis Bouchez fait cette course contre la montre, contre lui-même.
Il agace à gauche, parfois à droite, il en jubile car c'est ainsi que se réalisera ce mantra attribué arbitrairement à Gandhi : « *D'abord ils t'ignorent, puis ils se moquent de toi, après, ils te combattent et à la fin, tu gagnes.* »
Il sait que les trois lettres GLB sont déjà utilisées par Mercedes pour désigner un SUV mais comme il s'agit d'une Mercedes, franchement, c'est la classe.

Bulles

[Règle gouvernementale qui permit aux Belges de remplir leur grille du Lotto.]

En un an, le nombre de personnes pouvant intégrer une bulle changea autant qu'un bonobo de partenaires sur une journée. Ainsi, des bulles de trois, on passa à celles de cinq, puis à dix avant de retomber à quatre avant de remonter à dix au printemps 2021, sans oublier le numéro complémentaire pour la cagnotte de Noël dernier : le un ! La bulle fut en fin d'année si réduite que se regarder dans le miroir devenait illégal.

Citation : Jésus : « *Vous m'imaginez, moi, le fils de Dieu, lancer un Doodle pour organiser ma Dernière Cène et ne sélectionner que quatre apôtres, hum ?* »

Avant de prendre cette décision de « bulle de un », Alexander De Croo aurait sollicité un nouveau consultant, Pierre Desproges, qui déclarait : « *Quand on est plus de quatre, on est une bande de cons. A fortiori, moins de deux c'est l'idéal.* »
(Voir *au Vogelpif*)

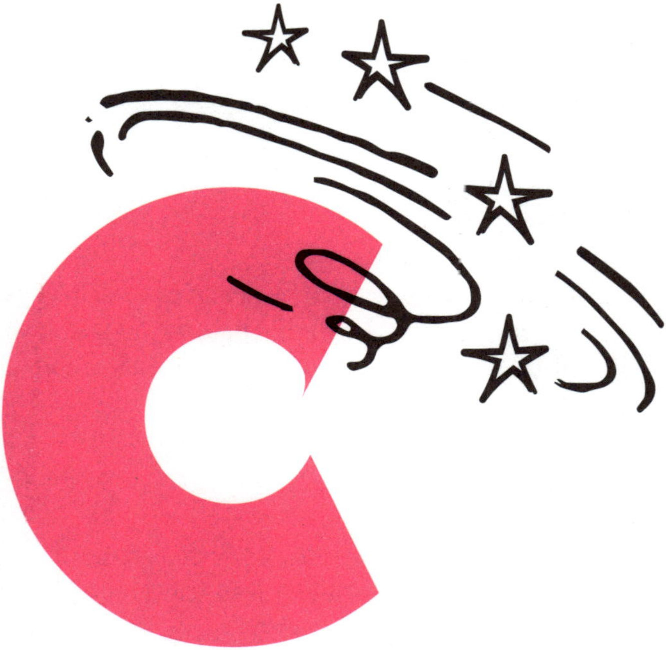

Chaocophonie

[L'Europe.]

Au début de la pandémie, les gestes-barrière sont devenus gestes-frontière sans aucune coordination. Pour ne citer que la Belgique, pas mal de touristes, durant l'été 2020, sont partis peinards pour le Valais alors classé zone verte, quand soudain notre pays rangea la région en zone rouge. Les Valaisans passèrent de « *Comment hâlez-vous ?* » à « *En santé de vous voir partir !* » Nuit et jour en juillet-août, le ministère des Affaires étrangères (voir *Goffin*) fut assailli d'appels par rapport aux codes couleurs en vigueur dans les pays que les Belges désiraient visiter, des couleurs aussi changeantes que celles d'un Rubik's Cube entre les bras d'un poulpe. Voyager en Europe devint un enfer, le Belge qui voulait se mettre au vert, dès qu'il franchissait

Martelange passait à l'orange et, le temps de descendre vers l'Espagne, c'était son séjour qui passait au bleu.

Claustrophilie

[Amour du confinement.]

Les claustrophiles sont trop peu nombreux, râlait Xavier Dupont de Ligonnès lors de son dernier Facebook live au cours duquel il lança : *« Pour lutter contre le corona, la bulle de un, c'est la solution ! »*

Climatologue

[Persona non Greta en 2020.]

Il fait partie d'une espèce en voie de disparition sur les plateaux de télé. Alors qu'il avait le vent en poupe en 2019 avec les marches du climat, ce sont les épidémiologistes et les virologues qui ont pris sa place. Et comme grâce à la pandémie, avec les avions au sol, l'économie au ralenti, les millions de tonnes de $C0_2$ en moins, l'accord de Paris apparaît moins inaccessible, sa présence s'avère futile. Pour 2021 et 2022, on pressent le remplacement des virologues par les psychiatres.

CNS

[Concentré de news suffocantes.]

(Voir *Comité de concertation*)

Codéconner

[Faire de l'humour lors d'un comité de concertation.]

Exemple : Alexander De Croo (mars 2021) : *« Je ne vous parlerai pas du variant belge découvert dans un labo de Liège ! Je le garde pour la pause Halloween que je vous imposerai fin octobre pour échapper à la quatrième vague. Je codéconne ! »*

Coiffeur

[Professionnel non essentiel aux angoisses existentielles.]

Épuisé moralement et financièrement d'être soumis au yo-yo « *tu ouvres - tu fermes - tu ouvres - tu fermes ton salon!* », le coiffeur a juste envie de changer son enseigne « *Plan plein Hair* » en « *Soin pallia'tif'* ».

Pour retrouver la faveur des capilliculteurs, tous les politiques ont tenu à se faire prendre en photo lors de la réouverture de ce métier de contact mi-février dernier. Par contre, on ne les a pas vus quinze jours plus tard dans les salons d'esthéticiennes, en pleine épilation du torse ou du maillot.

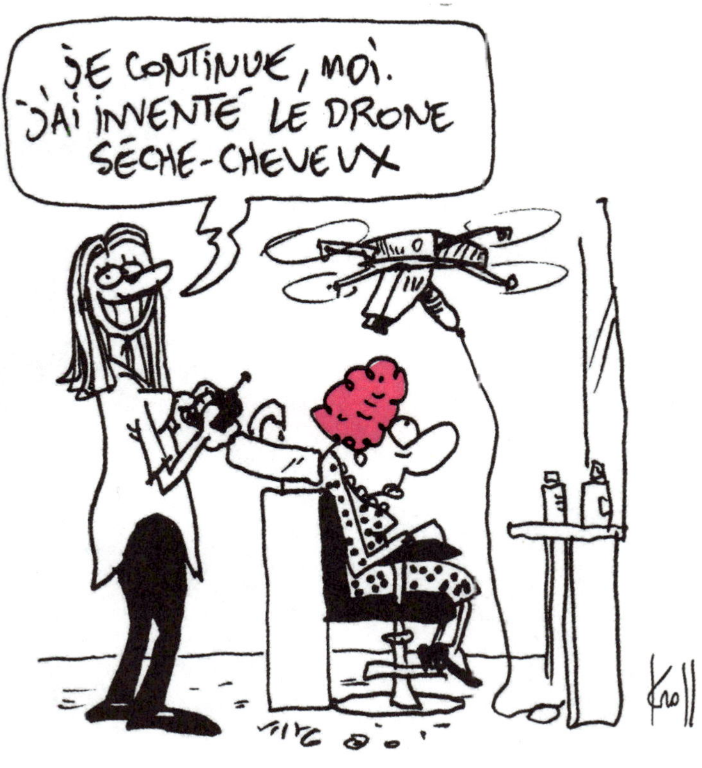
JE CONTINUE, MOI. J'AI INVENTÉ LE DRONE SÈCHE-CHEVEUX
Kroll

Comité de concertation

[Séance de flagellation.]

De Sophie Wilmès à Alexander De Croo, nous avons échangé le comité de sécurité contre le comité de concertation. Le contenu, lui, a peu changé.

Avec Sophie, nous sommes passés en mai 2020 de « *ce qui n'est pas autorisé n'est pas permis* » à « *c'est permis mais déconseillé* » pendant l'été. Tandis qu'avec Alexander qui prôna l'esprit d'équipe tout en imposant les bulles de un et la distanciation sociale, son slogan fut :

« Aujourd'hui, on se sépare tous pour que demain, on se rapproche ! »

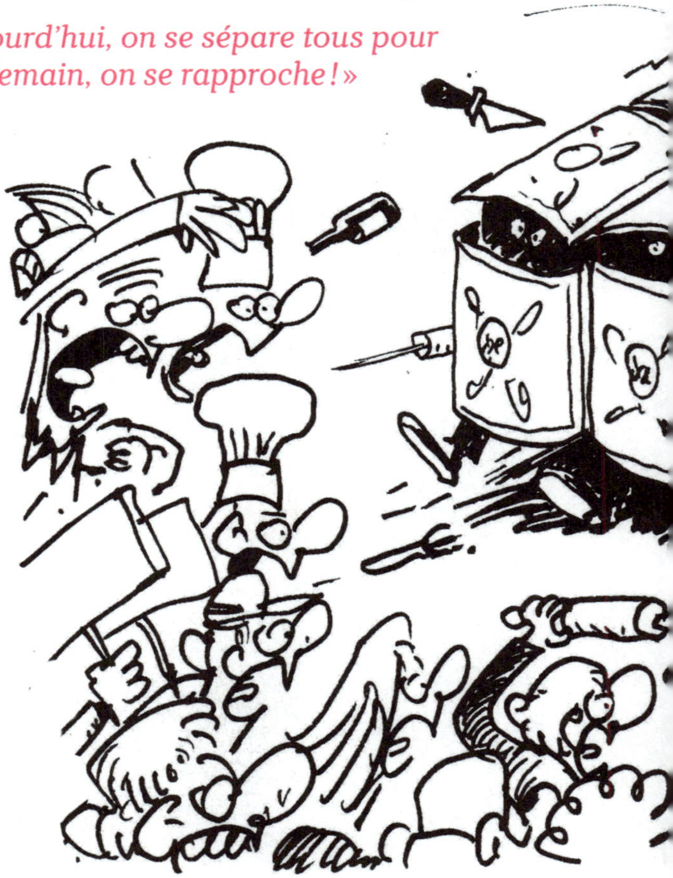

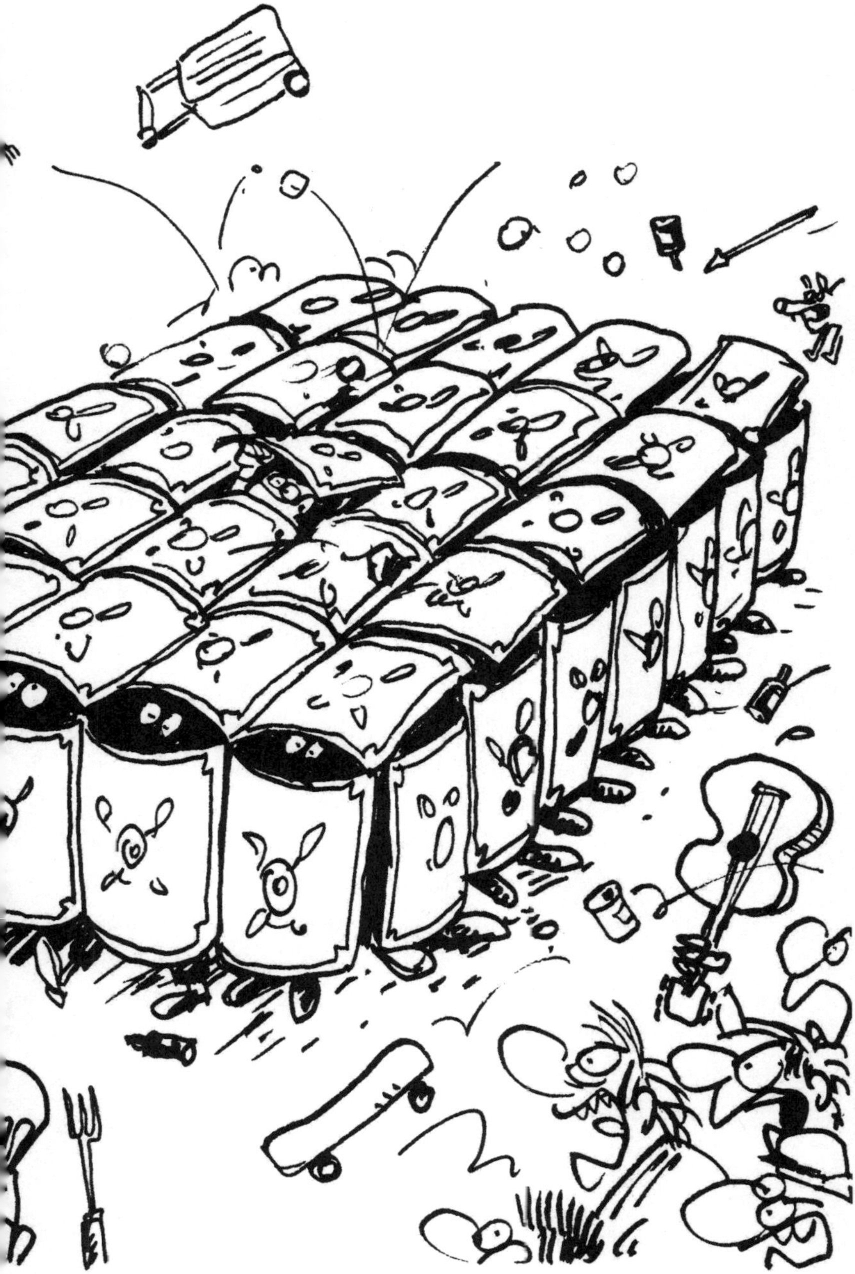

Communisme

[Parti renaissant grâce au covid.]

Emmanuel Macron, au printemps 2020, avait confisqué taxis et hôtels afin de permettre au personnel soignant d'être pris en charge et de dormir au plus près des hôpitaux. Les taxis et les hôtels, deux signes de richesse peu utilisés par les forces vives du travail, devenant un service public ? Même Georges Marchais n'aurait pas osé ! En Belgique, les églises ne pouvant accueillir que 15 personnes au maximum, un chiffre qui correspond au nombre de communistes en Wallonie, le remake Don Camillo – Peppone au duel goupillon – faucille légendaire redevient équilibré. Karl Marx qui écrivit à Bruxelles le *Manifeste du Parti communiste* en refrémit de la moustache.

Comorbidité

[Moyen d'accéder plus rapidement à la vaccination.]

Pour ceux et celles qui ne sont pas prioritaires parce que ou trop jeunes ou en trop bonne santé, il y a le label « comorbidité » qui peut leur offrir une dose miracle plus tôt que prévu. Attention ! Devenir diabétique en deux, trois mois s'avère difficile.

L'obésité entre dans la liste des critères de priorisation et il est vrai que Robert De Niro a pris 30 kilos pour jouer dans *Raging Bull*, s'empiffrant de plats plus caloriques qu'un chant de Noël par Mariah Carey mais si vous jouez un tour... de taille à la vôtre, n'oubliez pas que vous aurez une diète envers elle. Comment alors accéder à la comorbidité ?

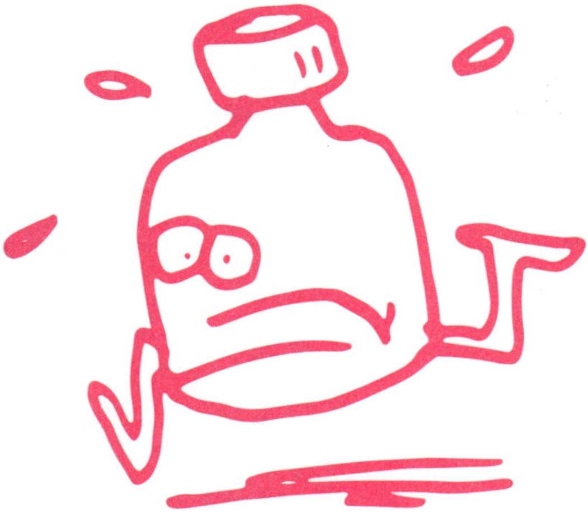

Déjà, l'abolition actuelle de quasiment tout lien social assure à chacun une déprime sévère. Cet isolement affectif constitue l'un des facteurs favorisant l'apparition de la maladie d'Alzheimer.
Si l'on ajoute à cela une inactivité physique totale, et le fait de commencer à fumer, de cloper davantage, de manger graisses et sucres à volonté et surtout contre toute volonté, le processus de dégénérescence cérébrale s'enclenchera rapidement. Et là, bingo ! Prémices alzheimériennes et état dépressif, comorbidité idéale, les deux doses de Pfizer sont à votre portée.

Complot

Fuck news.

Complaustisme

[C'est Le Gorafi mais pas pour rire.]

Les complautistes ne vivent que dans leur bulle, c'est la condition sine QAnon. Ils se prennent pour des lanceurs d'alerte dont le discours ourdi et orbi sur la façon dont est secrètement gouverné le monde est un delirium tremens mais sans l'absorption au préalable de substances hallucinogènes.
(Voir *Pangolin*)

Confiné

Être humain ayant la nuit du 13 mars 2020 changé d'ère, passant de l'homo erectus à l'homo lattoflex.

Confinement

Période pendant laquelle chacun ressent soudain de l'empathie pour Carlos Ghosn, le flycase devenant l'objet du désir de voyage.

Cordy Annie

[Bonne du curé ayant passé l'âme à gauche.]

Avec la mort début septembre de la célèbre chanteuse et actrice, les Belges ont découvert, en plus de l'effet papillon, de l'effet Impulse et des phéromones, l'effet Annie Cordy qui nous était jusqu'ici aussi inconnu que la charge mentale ménagère pour la Queen Elisabeth. Le lendemain de son décès, un samedi, grâce à l'évocation de sa carrière aussi longue qu'une prise de décision au CD&V, le journal télévisé de service public n'a pas prononcé une seule fois le mot covid.
Cet événement national majeur fut souligné car, depuis le 13 mars, les Belges n'avaient pas vécu un seul soir sans boire les paroles hydroalcoolisées d'un virologue

et sans attendre les chiffres du jour avec la fébrilité d'un acarien croisant un aspirateur. Il était impossible de contenir le culot ébouriffant de cette artiste dans une rubrique en queue de JT, autant vouloir caser l'ego de Georges-Louis Bouchez dans une tiny house. Les Belges la remercièrent, Cordyalement vôtre, de les avoir sortis, ne fût-ce qu'un soir, de ce lonnnnnnnng tunnel. D'ailleurs, celui appelé « Léopold » fut très vite rebaptisé « tunnel Annie Cordy ». Et comme un malheur n'arrive jamais seul, Annie eut droit à un deuxième enterrement, celui de son tube *Cho ka ka o!* dont les paroles, écrites en 1985, furent jugées racistes et colonialistes.
Le Grand Jojo dont le *Tango du Congo* (1972) commence par « *J'suis amoureux d'une Congolaise / C'est une belle noire / Et elle s'appelle Thérèse / Et sa mère est Madame Caca / Dans un snack-bar / Au Katanga* » se fait discret.

Corona cuffing

[Version covid de l'émission Mariés au premier regard.]

La technique consiste, dès que vous entendez parler d'un nouveau confinement, de rencontrer quelqu'un sur un site spécialisé et, sans même chercher à le connaître en profondeur, d'emménager avec lui juste avant le lockdown. Vous éviterez ainsi toute période de solitude et peut-être aurez-vous rencontré la personne idéale pour le restant de vos jours. Toutefois, si votre partenaire lançant le corona cuffing demande une rançon à votre famille, il s'agit d'une prise d'otage.

Corona dry

[Mot pour éviter de prononcer les mots « confinement » et « lockdown ».]

La « pause pascale » dont parla Alexander De Croo pour que le Belge s'imagine partir en vacances en avril alors que tout voyage non essentiel lui était interdit est un bel exemple de Corona dry, ça a le goût du confinement, on dirait du confinement mais il valait mieux prendre un solide remontant pour garder le moral.

Couac qu'il en coûte

[Promesse macronienne dont le montant sera fixé lors de l'élection présidentielle en 2022.]

Ce slogan lui a déjà coûté beaucoup vu qu'en fermant toutes les frontières lors du premier confinement, il réalisait le rêve le plus fou de Marine Le Pen ! Et en maintenant les élections (municipales, régionales) dans une France soumise à de fortes restrictions, l'équilibriste du « *en même temps* » proclamait : « *Ne sortez pas de chez vous mais allez voter !* » Jupiter refusant l'éclipse de l'urne, est-ce que cela permettra d'aligner toutes les planètes pour sa réélection ?

Couronnavirus

[Variant britannique réservé aux princes.]

Sur cette île où l'on roule à gauche mais où la royauté rouille à droite, la princesse Meghan ne s'intégra jamais dans la famille de la Queen qui veut garder Ladies au milieu du village : « *Il y a quelque chose de pourri au royaume, Dame Markle* », alors Meghan poussa son mari à quitter ce Fuckingham Palace.

Mais ils lâchèrent la proie pour Londres car le Canada où ils vivent désormais a pour reine Elisabeth II, à se demander si c'est sa mère ou sa femme qui mata Harry.

Covid19

[Virus qui mène une vie bacterrible.]

Il connut en 2020 un damné succès avant que des succédanés, les trois variants, lui volent la vedette en 2021. Depuis l'arrivée de vaccins, son pronostic viral est engagé. On attend son faire-part de déchet avec impatience.

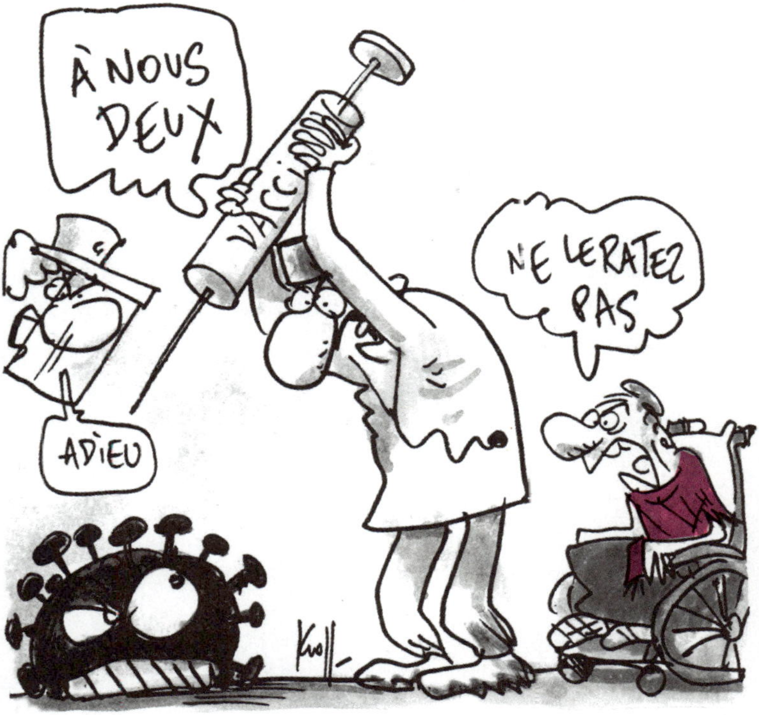

Côte belge

[Zone à rixes durant l'été 2020.]

Culture

[Mot injurieux que le gouvernement se gardait bien de prononcer lors des comités de concertation.]

Le Premier ministre et les membres du codeco ont largement ignoré le secteur de la culture lors de leurs diverses interventions télévisées, oubliant au passage que les micros leur permettant de s'adresser à la nation furent installés par un technicien du son, artiste de l'ombre qui a étudié trois à quatre ans et a réussi moult examens, et que les réalisateurs et cameramen diffusant les images de tous les comités de concertation à travers le pays appartiennent aussi au monde artistique.

Cette situation n'est toutefois pas désespérante. En effet, l'homme politique, lors de sa prochaine campagne électorale, se souviendra du secteur culturel et il engagera un photographe professionnel pour tirer son portrait, un graphiste pour composer l'affiche de sa campagne, un réalisateur et un musicien pour créer les vidéos à destination des réseaux sociaux. Enfin... Si évidemment tous ces artistes sont encore en activité au moment de la campagne électorale au cours de laquelle l'homme politique défendra mordicus vouloir tout faire pour améliorer le sort dudit secteur.

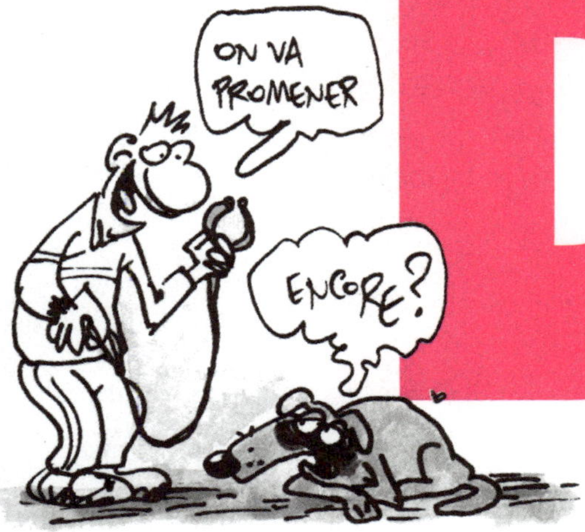

De Block Maggie

[Membre éminent de la ligue d'impro belge.]

Maggie règne en maîtresse dans le monde de l'improvisation. Elle s'est lancée dans cette discipline artistique bien avant le début de la pandémie en détruisant des millions de masques FFP2 sans réorganiser un stock suffisant « au cas où ». Durant le premier lockdown, début avril, elle lança avec beaucoup d'assurance : *« Porter le masque, scientifiquement, cela n'a pas de sens »* et, comme les semaines suivantes, ce bout de tissu s'imposa de force, elle confessa avec beaucoup de lucidité, mi-mai 2020 : *« Je ne pense pas qu'on me demandera encore d'être ministre. »*

Déconfinement

[Libération conditionnelle.]

Période durant laquelle on a l'impression de pouvoir se déplacer en toute liberté mais vu le cadre strict et les règles à l'étranger, parler de déconfinement équivaut à dire à Thomas Pesquet : *« Tu peux retourner dans l'espace ! Mais à l'Euro Space Center de Redu. »*

De Croown

[Série belge inspirée de son équivalente britannique *The Crown*.]

Alexander De Croo, malgré son leadercheap en Flandre, a accédé à la suprême assise. « De Croown » est l'histoire d'une famille, d'une dynastie, d'un pays.

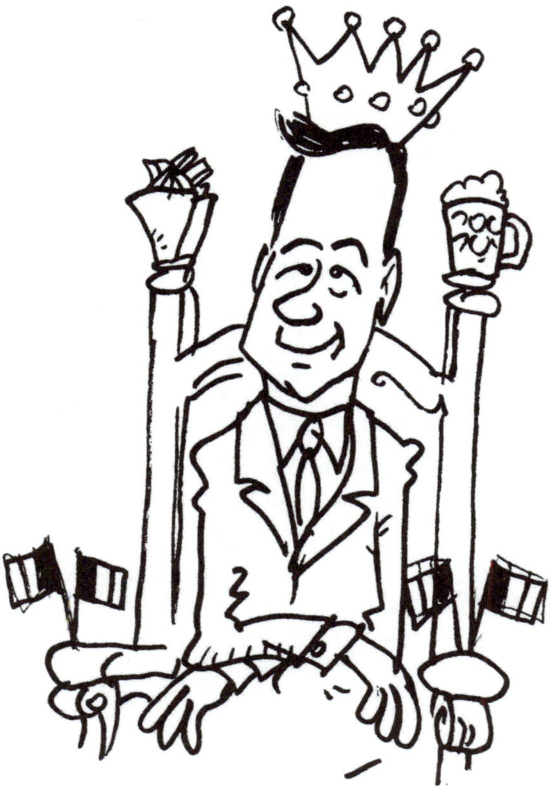

Épisode 1 : automne 2020, le couronnement. Alexander, l'homme qui ne voulait pas entrer en politique, est nommé Premier ministre. Première image : nu sur une peau de mouton, Alexander sourit. Il ignore encore que, naissant à Vilvoorde, la ville de Jean-Luc Dehaene, devenir le Premier du pays n'est plus une option, c'est un destin, une obligation, un minimum.

Épisode 2 : fin juin 2021. Alexander est poursuivi pour plagiat et passe aux aveux sur le plateau d'*On n'est pas des pigeons*. Les trois phrases lancées lors du dernier comité de concertation : « *Si la solution n'est pas adaptée à la situation, adaptez la situation à la solution* », « *Quand on ne sait pas où l'on va, il faut y aller le plus vite possible !* » ou encore celle adressée à l'horeca et à la culture : « *Pour qu'il y ait moins de mécontents, il faut tout le temps taper sur les mêmes !* », il les a copiées sur la série animée *Les Shadoks*.

Épisode 3 : 21 juillet 2021. À Puurs, dans les entrepôts stockant les vaccins de toute l'Europe et d'une partie du monde, un magasinier ressent les premiers effets secondaires du Pfizer, il est devenu parfait bilingue ! Alors que Bart De Wever exige de dynamiter le hangar sur-le-champ, Alexander envoie le nouvel F-35 de l'armée afin de sécuriser l'endroit. Inapte au vol, l'avion sera tiré par un tracteur jusqu'aux entrepôts.

Épisode 4 : 1er octobre 2021. Lancement du De Croofunding pour tenter de combler la dette abyssale de la Belgique. En échange de tout versement, le donateur recevra un bon d'achat pour une coupe au choix lorsque les salons de coiffure pourront à nouveau rouvrir.

Épisode 5 : 23 décembre 2021. Septième confinement. Alexander referme encore une fois tout le pays le soir de Noël, une seule autorisation sera délivrée, à Sybille de Selys Longchamps, la mère de Delphine, pour qu'elle aille au Palais réveillonner avec toute la famille royale.

Épisode 6 : 25 mars 2022. Alexander débranche la prise gouvernementale. « *Écoutez, j'ai tenu 541 jours, j'ai donc réparé ma gaffe du 22 avril 2010. Mon travail d'intérêt général est terminé, on est quitte !* » Avant de claquer la porte, il enferme la septième réforme de l'État dans le congélateur à vaccins, à -70°, et part ouvrir un salon de coiffure à Durbuy.

La série « De Croown », prochainement sur toutes les plateformes.

Délation

Terme désuet et remplacé depuis le début de la pandémie par « notification anonyme aux autorités compétentes de comportements non citoyens. »

Dion Céline

[Artiste ayant subi le confinement le plus long de l'histoire de la chanson.]

René Angelil a confiné la chanteuse pendant 16 années à Las Vegas. Malgré les rumeurs, le nom de sa dernière tournée « Courage » ne serait pas un mot d'encouragement adressé aux spectateurs qui iront l'écouter.

E

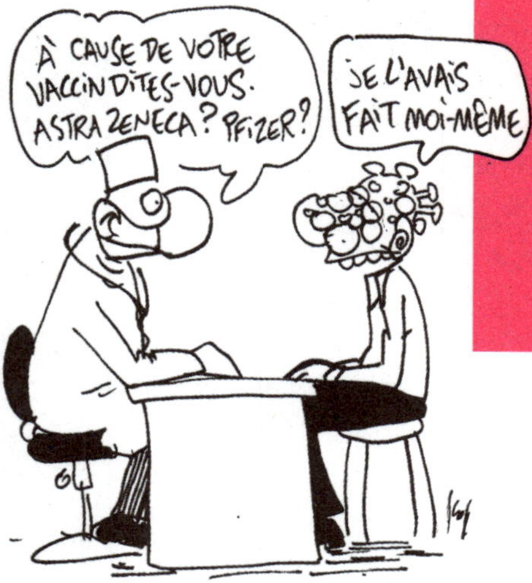
À CAUSE DE VOTRE VACCIN DITES-VOUS. ASTRAZENECA? PFIZER?
JE L'AVAIS FAIT MOI-MÊME

Effets secondaires

[Vocabulaire génériquement modifié.]

Même sans avoir été contaminé par le covid, le virus a modifié nos mots et expressions. Voici quelques néologismes covidesques largement répandus avec leur appellation d'origine :

« *J'ai rencontré une fille, elle a un beau* ***présentiel***
(= un physique charmant)
à désirer vivre avec elle en ***cluster***
(= en couple)
mais j'ai attendu une ***quatorzaine***
(= 7 jours)
pour lui ***téléparler***
(= lui parler en abstentiel).

Ma règle, c'est de ne jamais coucher lors
du premier ***confinement***
(= le premier soir).
J'ai peur des ***effets secondaires***
(= avoir des enfants)
voire d'une ***pandémie***
(= avoir une famille nombreuse).
Du coup, lors d'un conseil national de ***concertation***
(= un repas au restaurant)
j'ai imposé à mon corps ***un couvre-feu***
(= aucune relation sexuelle de minuit
à six heures du matin)
quitte à me faire ***vacciner***
(= entamer une procédure de divorce)
ou rechercher ***un variant***
(= un autre partenaire). »

Épaules (larges)

[Les rupins, en langage vivaldiment correct.]

Étymologie : du bas latin spathula (« petite épée large », « spatule », « omoplate »).

Citation : « *Lors d'un repas, placez la spatule à gauche et l'épée à droite de l'assiette* », conseillait la baronne de Rothschild.

La coalition Vivaldi prévoit, pour renflouer les caisses, d'instaurer une contribution de la part de « *ceux qui ont les épaules les plus larges* ». Ce projet est éminemment discriminatoire pour les personnes telles que l'auteur de ce dictionnaire qui a systématiquement reporté son inscription en salle de musculation à l'année bicepstile suivante et qui, ado, lorsqu'il voyageait avec ses camarades de classe en chantant du Bernard Lavilliers « *Nous étions jeunes et larges d'épaules* », subissait moult quolibets et volées d'humiliations que seul le Capitole, depuis janvier dernier, peut comprendre.

L'expression « larges épaules » est utilisée pour éviter les mots « *impôts* » et « *grosses fortunes* ». Cela sent le compromis entre les diverses sensibilités du gouvernement, Alexander De Croo et Paul Magnette badinant autour de la formulation :

— *D'accord, Paul, on va pomper les riches !*

— *Merci, Alexander, mais on ne va pas trop les humilier !*

Ce choix de désigner quelqu'un par son trait physique a une raison anatomique. Les gens aux épaules larges ont aussi les reins solides, généralement le bras long, ils savent comment jouer des coudes pour garder la tête haute. Et l'on voit soudain se dessiner la silhouette du winner. Alors que les moins nantis, eux, au niveau corporel, ils ont juste la cheville qui est ouvrière, les coudes usés à force de se les serrer et, au mieux, la tête hors de l'eau.

Si les mots « *épaules les plus larges* » semblent valorisants, par contre, de « gros poissons » risquent d'échapper à l'imposition : le fortuné qui fait en largeur d'épaules un p'tit 55 centimètres ou qui ne franchit pas le cap 48. Un projet, de plus, très macho car l'expression insinue qu'il n'y a pas de femmes hyper fortunées car, à part les nageuses est-allemandes, les épaules les plus larges sont bien masculines. Cette relation subliminale entre possession financière et musculature vigoureuse rappelle ces blagues lourdingues reliant puissance des chevaux d'une voiture et taille de la virilité de son conducteur.

D'autre part, ceux et celles qui ont élargi leurs épaules à la force du poignet ne devraient-il.elle.s pas verser une plus petite obole que ceux nés une cuillère en argent dans la bouche et le postérieur dans ce produit laitier que leur majordome leur tartine tous les matins au lit ? Au final, qu'on leur fasse des ronds de jambe, du frotte-manche ou les yeux doux, cela n'empêchera pas certaines personnes aux larges épaules de prendre leurs jambes à leur cou afin de ne pas être pris à la gorge. Les larges d'épaules sont « *on the road again* », c'est Lavilliers qui le chantait.

Éthique

[Notion dissolue dans la pandémie.]

Lorsque, dans les hôpitaux saturés, les médecins sont amenés à trier les malades, comme les vieux, on s'en bat l'hanche, ces derniers ont été priés de rester dans leur funérarihome.

Citation : « *Selon que vous serez vieillissants ou indispensables* », extrait de : Ces animaux malades du covid.

Exotisme

[Une location en Belgique durant l'été !]

Le Belge l'été voyage beaucoup dans sa tête. Et les petites annonces lui font faire de fort beaux circuits.

Exemple : « *Louez une Battice avec un grand Hal d'entrée donnant sur La cuisine, comprenant l'Hamoir à vaisselle, un Mirwart au-dessus d'un bel Attre, derrière, un Lavoir pour Lessive et en haut, une chambre avec Silly !* »

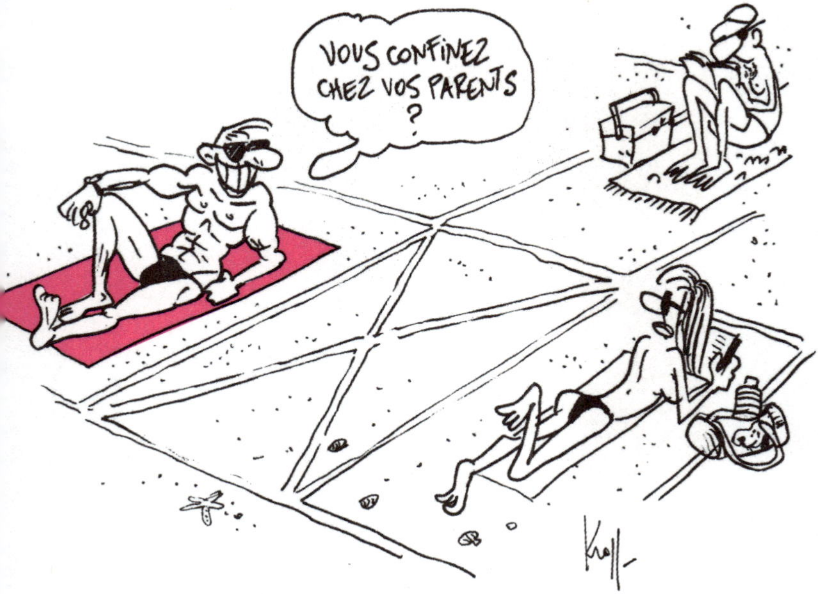

Le Belge retrouve les plaisirs d'antan.
Exemple : « *Il y a du Ciney en plein air et après, grand Baal et jeu de Quartes, vous pourrez déguster des Pesche Hotton et manger des Haren en Fraiture ou en Bouillon.* »

Il rêve aussi d'aventures coquines.
Exemple : « *Mets-toi Hannut, en tenue Dave ! Et sur la Semois, enlace-moi !* »

Note de la rédaction : les noms de 20 communes belges sont cachés dans ces petites annonces.

Extinction Réveillon

Autre nom donné aux fêtes de Noël 2020.

F

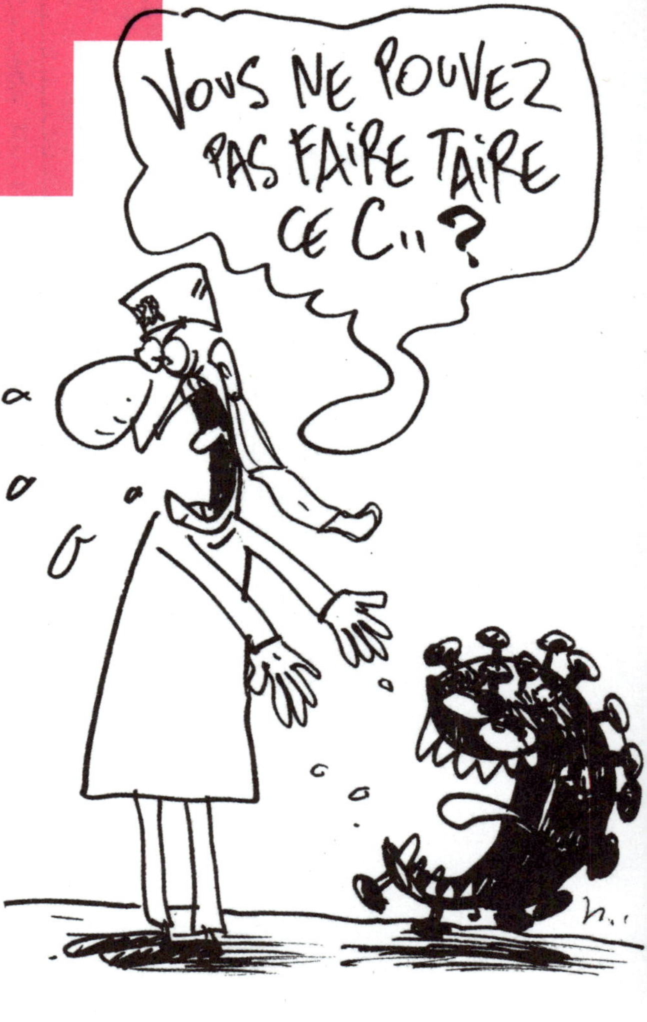

Findumondologue

Personne croyant que le pire est le seul avenir qui attend chagrin d'entre nous.

Foire du Livre

[Foyer de contamination.]

À la Foire du Livre début mars 2020, où l'on parlait déjà beaucoup de pandémie, nombre de visiteurs furent pris en flagrant déni alors que d'autres se précipitaient déjà pour se procurer *La peste* de Camus. La collection « Le Masque » ne fut par contre pas prise d'assaut et les exemplaires de *Les mains sales* de Sartre sont restés en caisse. En revanche, vu l'ambiance pré-confinement national et pré-bulles restreintes qui flottait déjà, le livre *Cent ans de solitude* aurait dû être distribué à chaque visiteur.

Frisbee

[Sport conseillé dans le « plan plein air » d'Yves Van Laethem.]

Un plan qui fait autant rêver qu'un Noël au palais de Laeken, assis entre Delphine et Paola.

Front (nouvelle du)

[37,4 ! Ouf, tout va bien.]

Passons au mot suivant.

G

Gare

[Cluster géant à chaque début de vacances.]

Au premier rayon de soleil, sur les quais des gares bruxelloises, des milliers de Belges comme des gousses d'ouailles tressées serrées attendent un train. Chacun prie, espérant trouver place dans le suivant, encouragé en cela par les annonces diffusées : *« Tu aimeras le prochain comme toi-même ! »*

Geens Koen

[L'un des 2554 informateurs royaux pendant la première vague.]

Homme politique au charisme de papier peint, au dynamisme d'une voix de GPS et au tonus à faire passer une tortue pour un rejeton de Speedy Gonzales. Koen rime avec scoumoune.

Sous Charles Michel, durant la grève tenace des agents pénitentiaires en 2016, Koen Geens avait lancé cette saillie qu'aurait aimé hurler Kirk Spartacus Douglas aux légionnaires romains : « *J'ai dépassé le cadre de mon budget, je retourne vers le gouvernement !* » Mais c'est justement ce côté passe-muraille de petit fonctionnaire de l'État, l'allure bonhomme de Geens que l'on verrait bien en cache-poussière gris, une éponge à la main, venant effacer tous les tableaux dans l'école des Choristes, qui a poussé le roi Philippe à le choisir en place du duo précédent.
La veste de Joachim Coens a failli en perdre sur-le-champ tous ses carreaux et le compte twitter de Georges-Louis a respecté, c'est une première, une minute de silence.

Gel hydroalcoolique

[Eau bénite de l'année 2020.]

Exemple : À Bergame, en mars 2020, un prêtre tenta de relancer les processions du Moyen Âge car, en secouant des goupillons emplis de gel, il espérait protéger les pénitents du courrounavirus, cette colère divine s'abattant sur l'humanité.

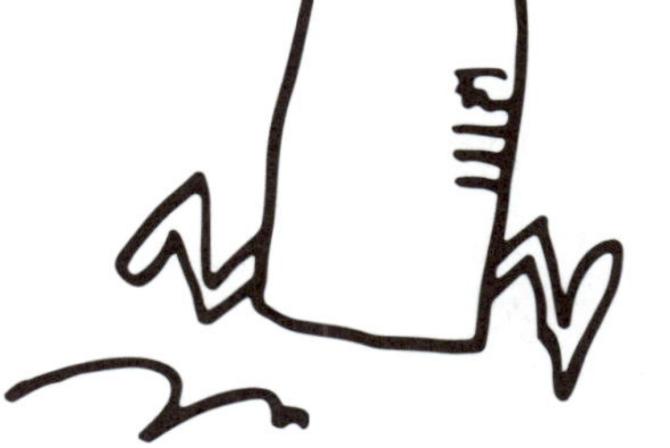

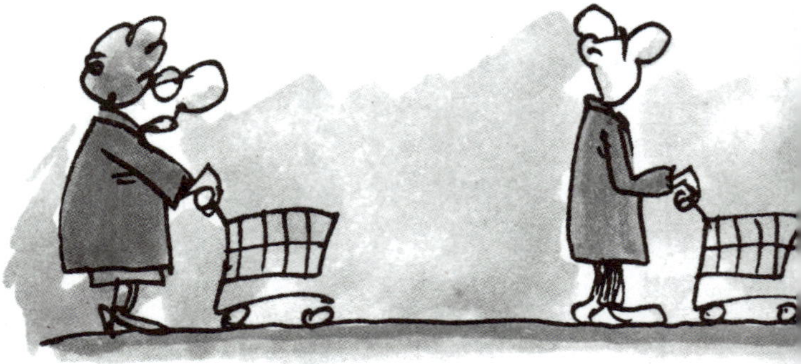

Geste-barrière

[Invention de Ponce Pilate.]

Face aux assauts d'une foule désirant la mort de Jésus, Ponce Pilate s'en est lavé les mains pour, de manière lâche, garder pureté du corps et de l'âme face à un acte judiciaire qu'il ne voulait poser. En mai 68, ce geste s'appela « *geste barricade* ». En politique belge, le geste-barrière s'appelle cordon sanitaire.

Gilbert Marius

[Divinité virologiste.]

Selon une légende urbaine, de nombreuses familles ont vendu leur appart ou leur maison pour aller ensemble habiter le plus près possible de chez Marius Gilbert,

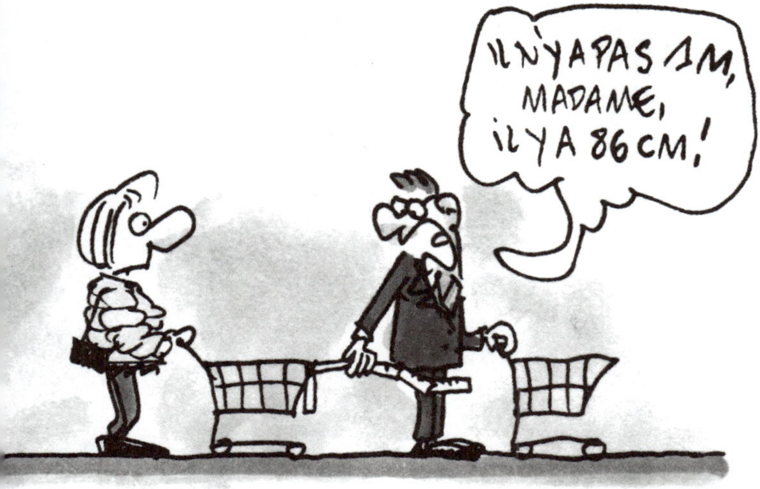

dans le Brabant wallon. Le mètre carré dans ce coin-là est hors de prix mais une dose d'immunité, cela ne se calcule pas.
Dans le monde d'après, il est d'ores et déjà prévu une grande messe solennelle dans la cathédrale Saints-Michel-et-Gudule devant toute la famille royale portant des masques fabriqués au château dans les drapeaux belges, une cérémonie qui sera diffusée à la télé avec une traduction stimultanée et aussi en langue des signes germanophone. Après la messe, inauguration d'une nouvelle grotte à Banneux où seront organisés dans la foulée des pèlerinages dans le respect de la distanciation sociale pour célébrer tous les héros qui se sont révélés durant cette pandémie, de Marius Gilbert

aux Saints Intensifs. La prière diffusée dans tous les réseaux de l'enseignement primaire et secondaire sera récitée chaque matin :

« Je vous salue Marius
Plein de grâce
Les soigneurs sont avec vous
Vous êtes béni par toutes les femmes
Et le virus,
fruit de nos grandes failles,
est banni !
Saint Marius, perle de Dieu,
Brillez pour nous, pauvres pécheurs,
Maintenant et à l'heure de notre mort.
Ainsi soigne-t-il. »

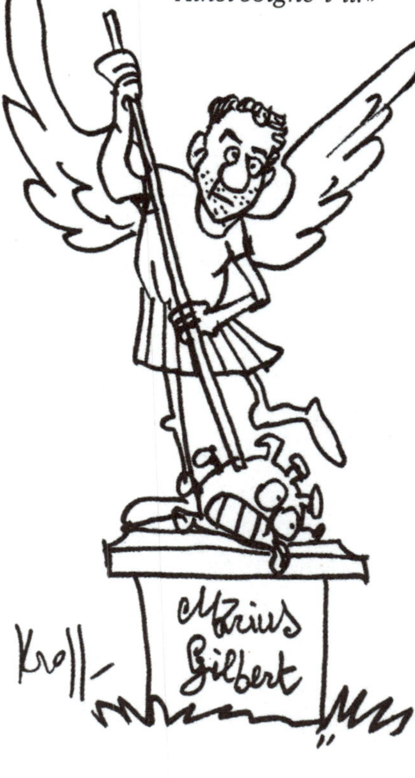

Goffin Philippe

[Mr Tourisme de masques.]

Il a remplacé Didier Reynders mais dès l'achat des masques en mai dernier, Philippe Goffin prouva qu'il était davantage étranger aux affaires que ministre des Affaires étrangères.

Il a pratiqué ce qu'on appelle le tourisme de proximité, passant commande au Luxembourg auprès d'une société qui s'occupait en fait de location de voitures et de véhicules légers. On s'en moqua ici et au-delà de nos frontières mais n'est-ce pas de sa part une belle manière d'encourager la reconversion d'une entreprise polluante vers une démarche plus écologique ? Pour façonner le monde d'après, les citoyens réclament à cor et à cris une relocalisation d'usines fabriquant des produits de première nécessité tels que les masques, voilà un premier exemple concret ! Hélas, Philippe ne fut pas remercié pour cette démarche démondialisante. Il est vrai que la livraison tardive des millions de masques qui, de plus, ne se révélèrent pas lavables à 60° mais seulement à 30° prêta fort à rire. Philippe est né un 1er avril, c'était pourtant raccord.

Philippe est humble : « *Je viens de nulle part !* » Une déclaration fort peu sympathique pour les Crisnéens et les Crisnéennes. Mais depuis qu'il a reçu mi-mars des centaines d'appels du monde entier, ce gars de nulle part sait où il se situe ! Il a même ravi la vedette à Adrien Joveneau (RTBF La Première) car les Belges du bout du monde, dès le début de la pandémie, l'appelaient, lui, pour être rapatriés au plus tôt. Philippe a, depuis, tellement ramené de Belges au bercail qu'on l'a surnommé Thomas Cook.

PAS DE PANIQUE

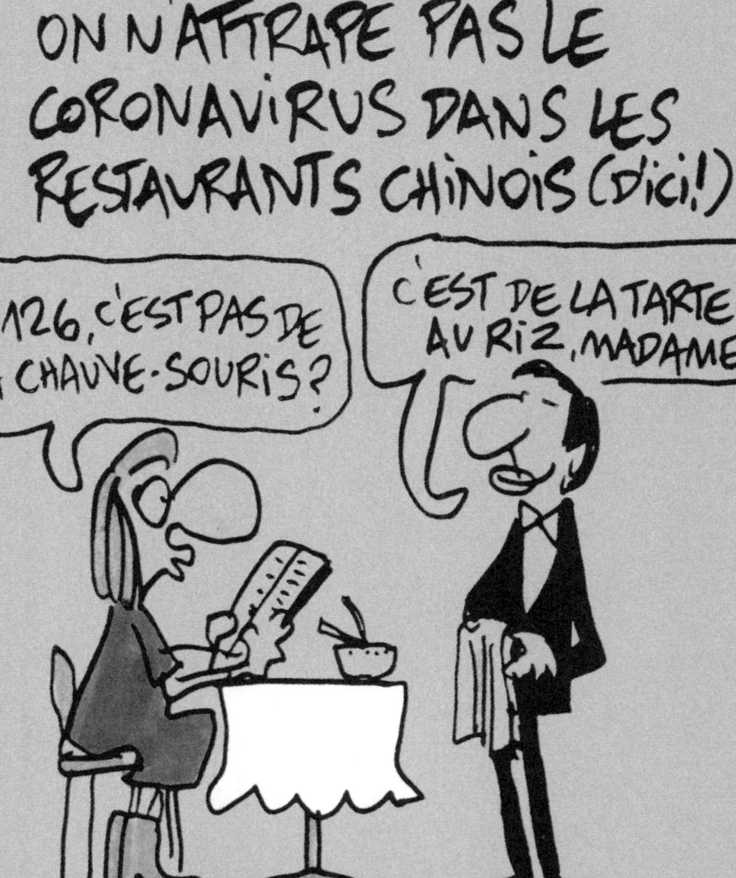
ON N'ATTRAPE PAS LE CORONAVIRUS DANS LES RESTAURANTS CHINOIS (D'ICI!)
LE 126, C'EST PAS DE LA CHAUVE-SOURIS?
C'EST DE LA TARTE AU RIZ, MADAME

Dialogues de confinés

LA CAGE AUX FIOLES

Épisode 1

Moderna
Dis, Pulitzer…

Pfizer
Pfizer!

Moderna
C'est quand ta date de péremption?

Pfizer
Tu sais, Materna…

Moderna
Moderna!

Pfizer
Toi comme moi, dans six mois, c'est vrai, on se périme. Mais je préfère vivre comme James Dean plutôt que comme Jeanne Calment. Profite de ce quart d'heure de célébrité.

Moderna
Planétaire! À côté, la promo d'Obama pour son book, c'est de la groupie de chansonnier.

Pfizer
Faut se dépêcher, les gens ont la mort aux frousses.

Moderna
Pourtant, y a eu pire avant! La grippe espagnole, la bande à bacilles, ça, c'était de la pandémie qui durait. On est déjà là à pratiquer le covidus interruptus.

Pfizer
Allez! Nettoyons cette saleté! Je me sens comme l'homme qui tombe Harpic.

Moderna
Les hôpitaux nous attendent à draps ouverts, ils en ont assez de compter des morts du matin jusqu'au suaire.

Pfizer
On va aller rebooster leur système de défense immuniterne.

Moderna
Mais dis, Panzer…

Pfizer
Pfizer!

Moderna
Y a quand même un truc qui me siphonne, ce sont les effets secondaires.

Pfizer
Tout le monde marche sur des vœux, on n'en sait rien, pas assez de recul!

D'Amérique en Allemagne, ils racontent qu'on est le remède miracle!

Moderna
Souvent, l'homme prend ses récits pour des ländern alors…

Pfizer
Tu sais d'où tu viens, toi ?

Moderna
On m'a raconté que c'est dans un labo où traînait un sandwich au pangolin…

Pfizer
Tu descends du pangolin ?

Moderna
Ben quoi ? Faute de grippe…

Pfizer
On mange des merdes, d'accord. Et après ?

Moderna
Après, j'ai voyagé de pore en pore, pour tester mon efficacité, ça a coûté la peau des fesses. Je volais en première glace dans le frighiver. De l'Afriche du Sud au Pérou, c'est sûr, on m'a inoculé le virus du voyage. Et toi ?

Pfizer
Je me souviens juste d'un grand bruit! Des gens qui crient au génie et me cryogénisent. Du coup, moi, à -70°, je suis raidi, raidi to go. Vaccinons à tour de bras! On commence par les pauvres, je suppose ?

Moderna
Heu… En Afrique, tu iras tout seul. Moi, passer de -70° à + 40°, le chaud-froid, je tiens à mes gènes. Puis paraît que niveau équipement en seringues, autant chercher une aiguille dans une boîte de soins.

Pfizer
N'importawak! Là-bas, ils ont réussi à freiner l'épidémie, alors!

(bruit de porte du frigo)

AstraZeneca
Moi ze veux bien y aller, en Afrique!

Pfizer
C'est qui, lui?

Moderna
C'est Alka.

AstraZeneca
Aztra! AztraZeneca.

Pfizer
Ah oui! Le gars efficace à 70 %…

Pfizer et Moderna
Ahahaha!

AstraZeneca
Ho! Z'êtes pas zympas! Ze vais rattraper mon retard, vous verrez! Z'il faut vazziner zix milliards d'humains, zans moi, z'est impozzible.

Moderna
Six milliards?!? Moins tous les anti-vaccins!

Pfizer
Ceux-là! Quand ils sauront que sans nous,
ils ne monteront plus dans un avion
et que le seul restau qui les acceptera sera
celui du cœur.

Moderna
Allez! On y va, Alka-Seltzer?

AstraZeneca
Zeneca!

Pfizer
Opération vaccination, c'est parti! Allez,
appelez nos petites sœurs pointues!

Pfizer, Moderna et AstraZeneca
Ingue, ma seringue, ne vois-tu rien venir?

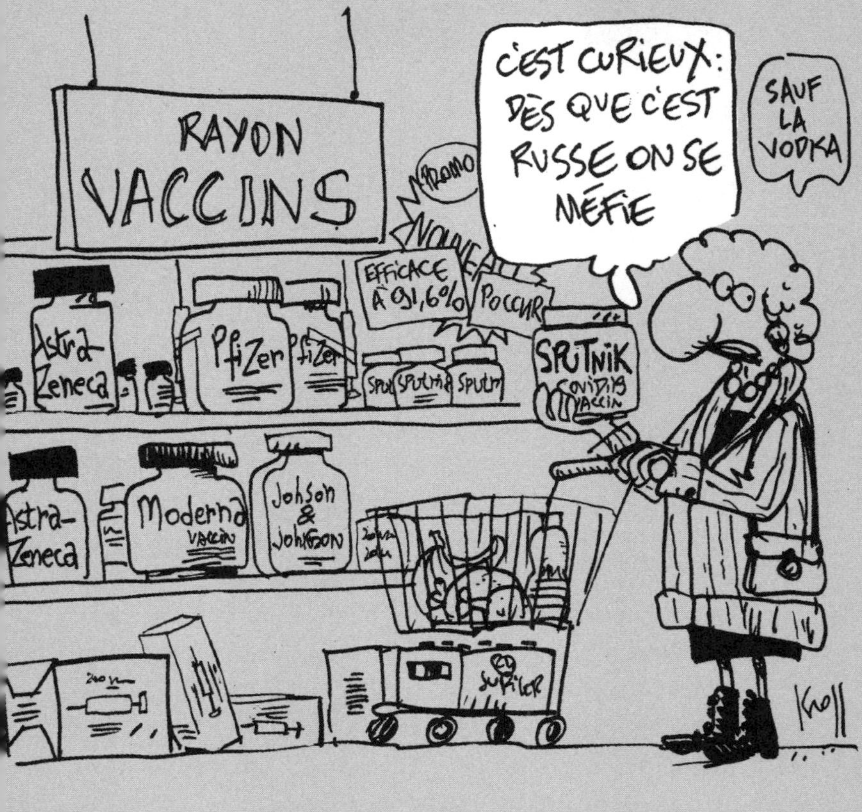
RAYON
VACCINS
PROMO
NOUVEAU
EFFICACE À 91,6%
C'EST CURIEUX : DÈS QUE C'EST RUSSE ON SE MÉFIE
SAUF LA VODKA
SPUTNIK
Pfizer
AstraZeneca
Moderna
Johson & Johnson
Kroll

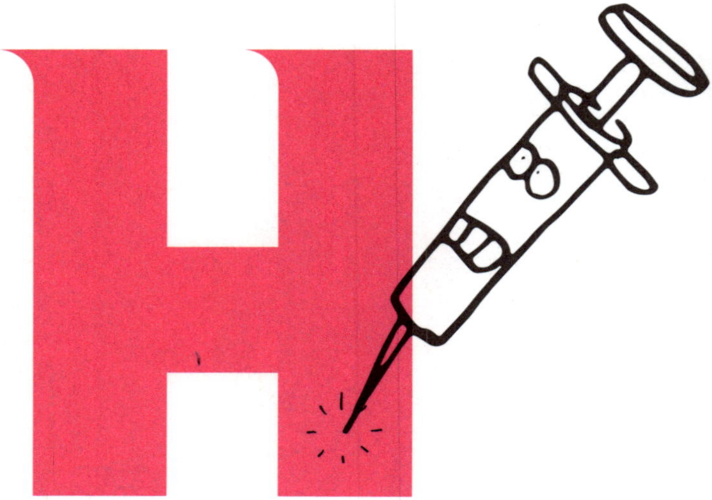

Hep Vacci !

[Projet lancé pour accélérer une vaccination.]

La vaccination début 2021 fut si lente que le RER risque d'être inauguré avant l'injection de la seconde dose. L'idée « Hep Vacci ! » qui ne vit pas le jour était d'employer les chauffeurs Uber pour soutenir l'effort collectif. Ils auraient circulé non-stop en ville et, tout comme vous entendez parfois dans votre rue le ferrailleur hurlant dans un micro pourri : « *Vieux fers, métaux rouillés !* », on aurait entendu : « *Il reste 235 places entre 11 heures et 12 heures aujourd'hui au Heysel, on vous emmène !* » Ils auraient embarqué sur-le-champ les gens de tous âges prêts à se faire vacciner et les personnes à mobilité réduite auraient été heureuses d'être véhiculées jusqu'au Heysel qui, dans les premières semaines, n'arrivait pas à se remplir. Le système informatique des convocations se serait mis, dit-on, au diapason de la limitation de vitesse dans la capitale : 30 à l'heure.

Home

[Isoloir.]

Les personnes âgées ont en 2020 acquis le même statut que les prisonniers, ils furent privés de visites. « *Que Dieu les prothèse !* » lancèrent désemparés les responsables politiques aux seniors qui sont particulièrement bien isolés puisque personne ne pouvait leur adresser toute son infection.

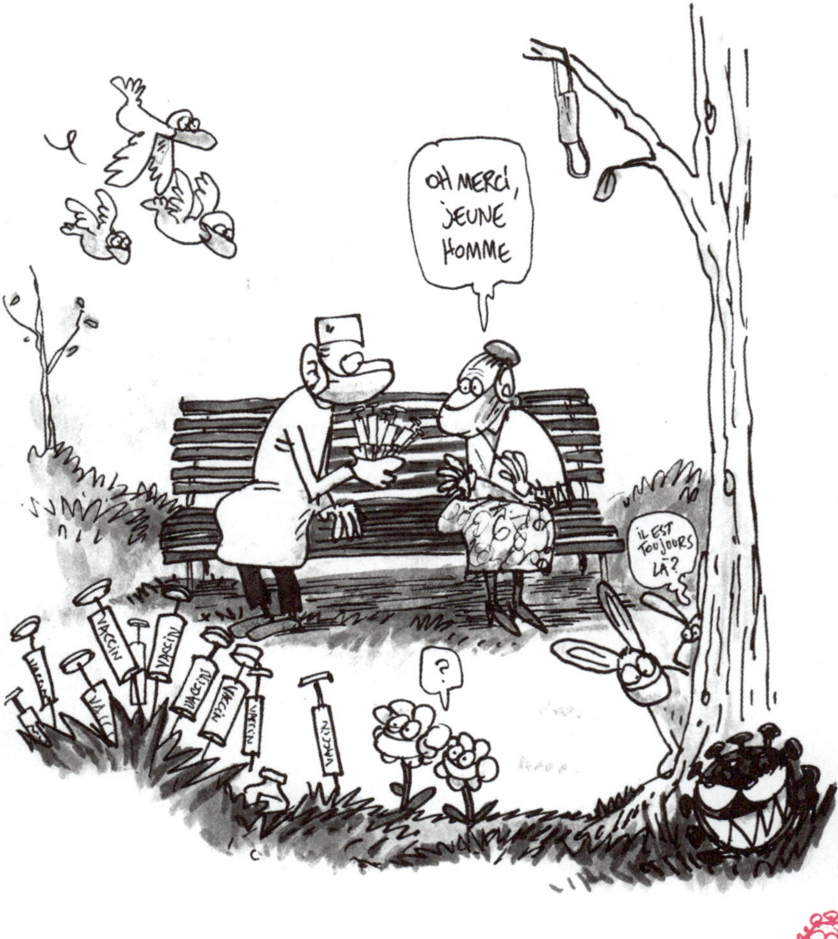

Horeca

[Forme verbale conjuguée au no-futur.]

À force de prolonger la fermeture du secteur restaurant et brasseries, les patrons en perdent leur français : « *Si ça continue, je n'horeca mourir !* »

Hot tension

Mention accordée à l'année 2020 pour son effort en faveur du réchauffement climatique pour la cinquième année d'affilée.

Hug

[Au frais.]

Chanteur covid friendly :
« *Hissez haut, hissez haut ! Sciensano !*
Tiens bon la prochaine vague et tiens bon le vent !
Debout les gars, réveillez-vous !
Dès que le printemps revient... »

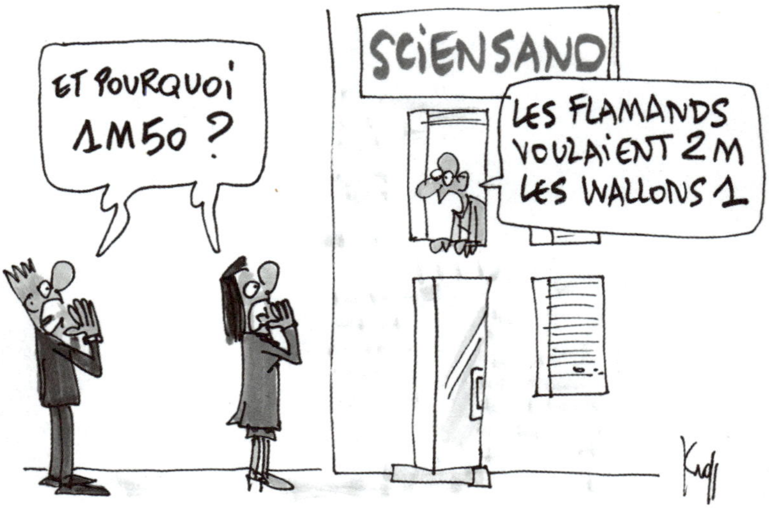
ET POURQUOI 1M50 ?
SCIENSANO
LES FLAMANDS VOULAIENT 2M LES WALLONS 1
Kroll

Hypocondriaque

[Trouble de santé mentale en fort développement depuis le 13 mars.]

Rien qu'à l'idée d'attraper le virus, la personne atteinte de cette maladie mentale, l'hypocondrie, développe une anxiété excessive. Elle est persuadée qu'elle développe les symptômes de la contamination (perte du goût, de l'odorat, fièvre…).

Test : êtes-vous hypocondriaque ? Pour le savoir, observez la façon dont vous épelez votre prénom au téléconseiller qui vient de vous vendre un aspirateur sans sac pour 500 sacs. Si votre prénom est Bruno, que vous êtes en parfaite santé mais qu'au téléphone vous dites : « *Non ! Pas pruneau ! Bruno avec un B. B comme dans Bursite, R comme Hernie, U… Urologue, N comme… Énurésie et O… stéoporose…* », plus de doute, vous êtes hypocondriaque.

I

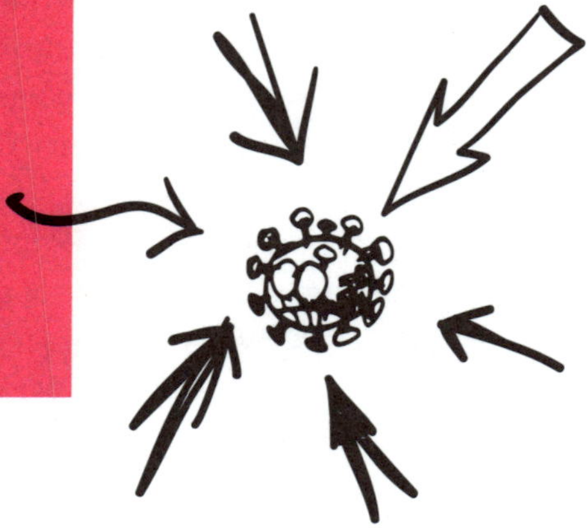

Immunité collective

[Illusion belge.]

La population y a cru, au tout début. Pour un virus, prendre ses quartiers en Belgique n'était effectivement pas très sécurisant. S'installer en Flandre ? Théo n'est pas très ouvert à accueillir l'étranger. En Wallonie ? Il y a eu la peste porcine qui rôdait peut-être encore dans les barrages, en Ardenne. Quant à Bruxelles, vouloir lancer une épidémie dans une ville où l'on roule au pas, c'est le risque de voir la pandémie suivante vous rattraper avant d'avoir fait le travail.

Immunodéprimé

[Personne dont la faiblesse du système de défonce immunitaire le rend prioritaire pour la vaccination.]

Test : êtes-vous immunodéprimé ? Pour le savoir, observez la façon dont vous épelez votre prénom au téléconseiller qui vient vous vendre un Stannah, le fauteuil élévateur sur la rampe d'escalier. Si votre prénom est Denis et que vous dites au téléphone « *Je m'appelle Denis avec un D comme Doliprane, un E comme Efferalgan, un N comme n'ai plus de Xanax, un I comme Imodium et S comme Sérotonine* », plus de doute, vous êtes immunodéprimé.

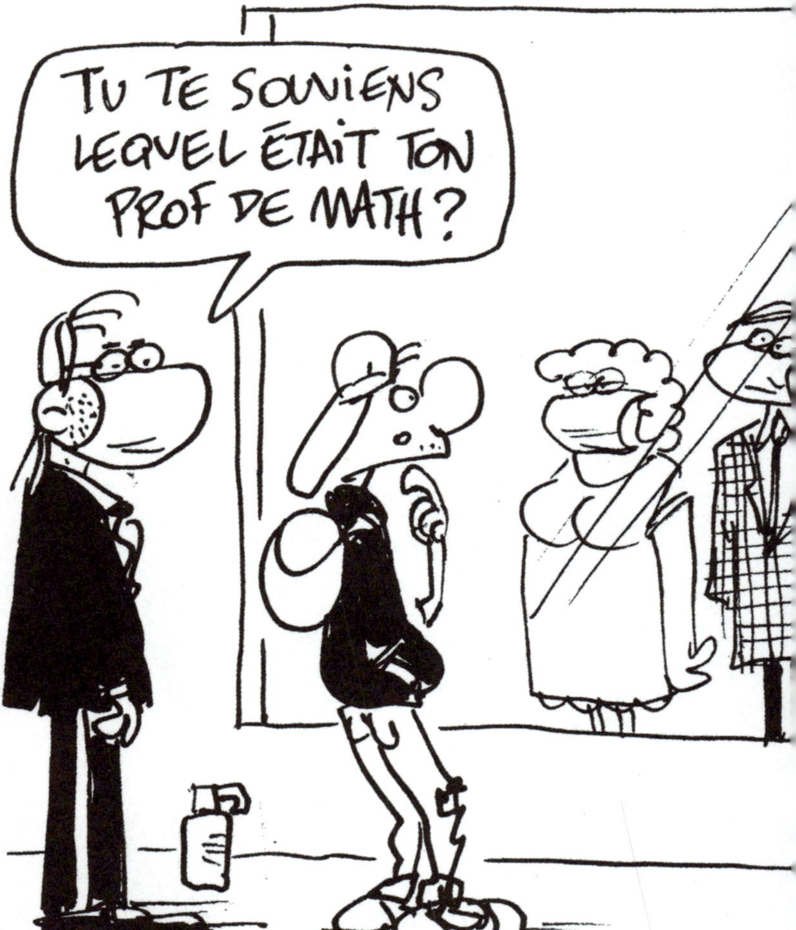
TU TE SOUVIENS LEQUEL ÉTAIT TON PROF DE MATH ?

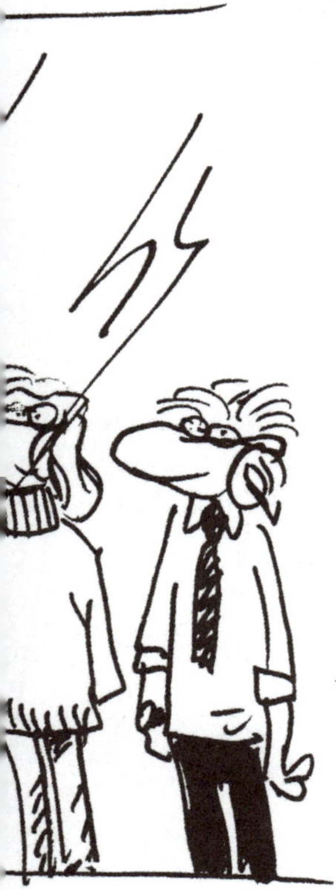

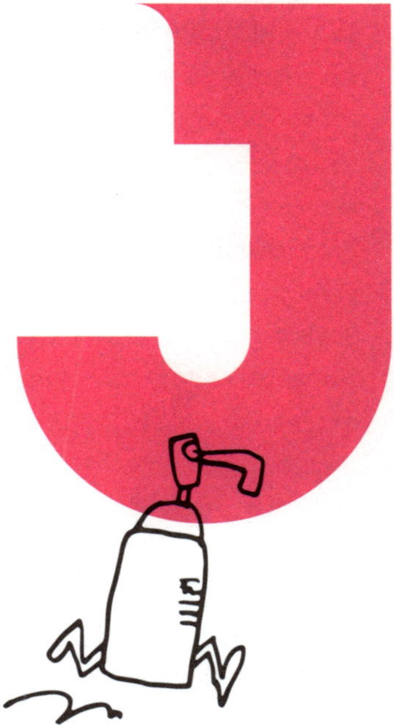

Jeune

[Citoyen particulièrement favorisé durant cette pandémie.]

En effet, le gouvernement a décrété, pour inciter les jeunes à rester en vie, de leur accorder un énorme cadeau : tout jeune n'ayant vécu ni adolescence ni période adulte pourra dès l'âge de 50 ans obtenir sa carte Senior (transport gratuit sur le futur RER et réduction sur l'achat d'un escalier Stannah). De plus, une pré-pension lui sera octroyée s'il rachète toutes les années d'université qu'il n'aura pas connues.

#JeSuisSarko

[Hashtag en vogue en mars 2021.]

La condamnation de Nicolas Sarkozy à trois ans dont un ferme correspondant, à quelques jours près, au un an de confinement imposé par la grande Sophie à toute la Belgique, ce hashtag *#JeSuisSarko* connut un succès inespéré. Tout Belge considérant avoir aussi pris un an ferme partageait la même peine que l'ex-président. Bracelet électronique permettant demain à Sarkozy de courtes sorties près de chez lui ou passeport sanitaire « facultativement obligatoire » que les autorités exigeront cet été pour permettre tout déplacement : même combat !

Le destin de Sarkozy ressemble à celui du vaccin Pfizer. Il faut deux doses pour être totalement immunisé. Entrant à l'Élysée en 2007, il a reçu une première dose d'immunité mais ayant été battu par François Hollande en 2012, il n'a jamais reçu la deuxième qui l'aurait protégé bien plus longtemps.

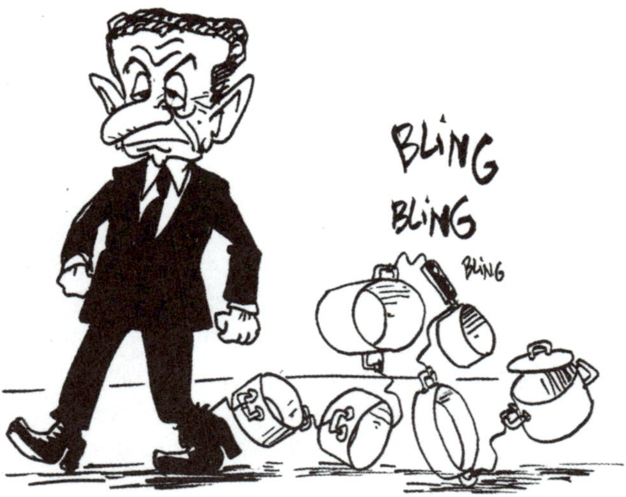

Ce hashtag s'est particulièrement répandu dans un milieu artistique ébloui de voir ce petit homme accusé de partout monter une si belle tournée en temps de pandémie ! Une tournée des tribunaux de France, certes, mais les salles de spectacles ne pouvant ouvrir, les lieux de justice représentent de facto des théâtres non répertoriés réunissant un public, des gens en costume, dotés d'un espace scénique délimité par une barre et ayant même gardé le métier de souffleur appelé avocat de la défense. Sarkozy, comédien professionnel, a fait appel… enfin, s'est entouré de pros de l'événementiel, l'agence Bygmalion et il avait un nom de scène, Paul Bismuth, un nom qui, en chimie, désigne ce métal aux sels et vapeurs toxiques, apparenté à l'arsenic et ayant des affinités pour le soufre. De l'arsenic à l'art scénique, Sarkozy a, lors de ses représentations (toutes sold out !), montré qu'il avait réussi, comme peu, à se réinventer.

Junkie

[Mot ante-covid.]

Il est remplacé depuis l'arrivée des vaccins par « réserviste », personne en manque d'aiguille s'inscrivant sur le site Qvax qui l'aiguillllll… l'enverra vers un centre de vaccination, sorte de walking-dealer légal.

K

Kayak

[Palindrome en vogue en 2020.]

Le palindrome est un mot que l'on peut lire à l'endroit et à l'envers comme « radar » ou « Abba ».

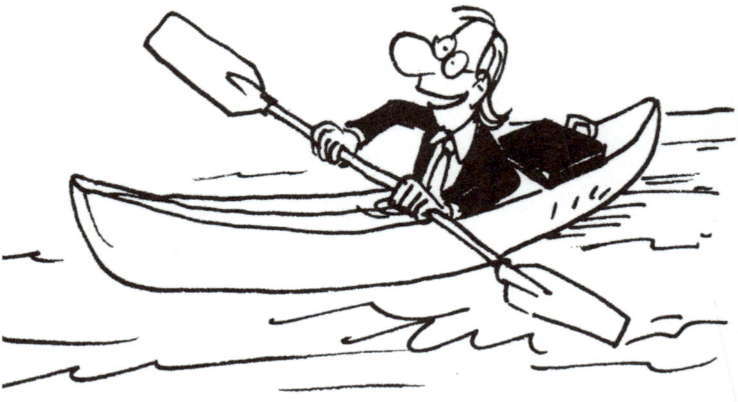

Si, en 2019, « lol » et « tkt » (= *t'inquiète*) étaient les palindromes préférés, en 2020, c'est « kayak » et « Xanax » que l'on retrouve sur le podium, preuve que les citoyens ont connu la même euphorie que ce forain serrant le dernier des 2500 boulons de ses « Montagnes russes » juste avant le report de la Foire du Midi à juillet 2021 voire 22.

Kübler-Ross Elisabeth

[Psychiatre dont la théorie des 7 étapes du deuil fut appliquée durant cette pandémie.]

1. Le déni au tout début : « *Ce n'est qu'une grippette !* », « *Ce virus n'arrivera jamais chez nous !* »
2. La sidération : le confinement du 13 mars s'est abattu sans aucune révolte ni refus.
3. La colère : elle s'illustra par les actions des anti-masques, des anti-vax et des gens en ayant ras-le-brol.
4. Le marchandage, cette étape au cours de laquelle chacun défie le réel et imagine les choses autrement, correspond au déconfinement estival 2020 : « *Alors, on disait que le virus était parti en vacances et qu'insouciants, on pouvait vivre comme avant !* »
5. La tristesse voire la dépression s'étalèrent lors de la seconde vague (plus personne n'applaudit le personnel soignant à 20 heures, moins de Facebook live et de cours gratos sur le net).
6. La reconstruction s'amorça avec l'annonce de la naissance du vaccin Pfizer juste après l'élection de Joe Biden, efficace à 90° !

7. L'acceptation, précédant le détachement, s'illustra à travers notre résignation (absence de réelles fêtes de Noël, prolongation de la fermeture de l'horeca et des salles de spectacles), c'est l'ultime étape du deuil.

Comme vous avez acheté ce dictionnaire parlant du virus, cela prouve que vous vivez dans un détachement total vis-à-vis de cette pandémie. Bravo ! Rachetez alors un autre exemplaire et offrez-le à une personne parvenue à la sixième étape.

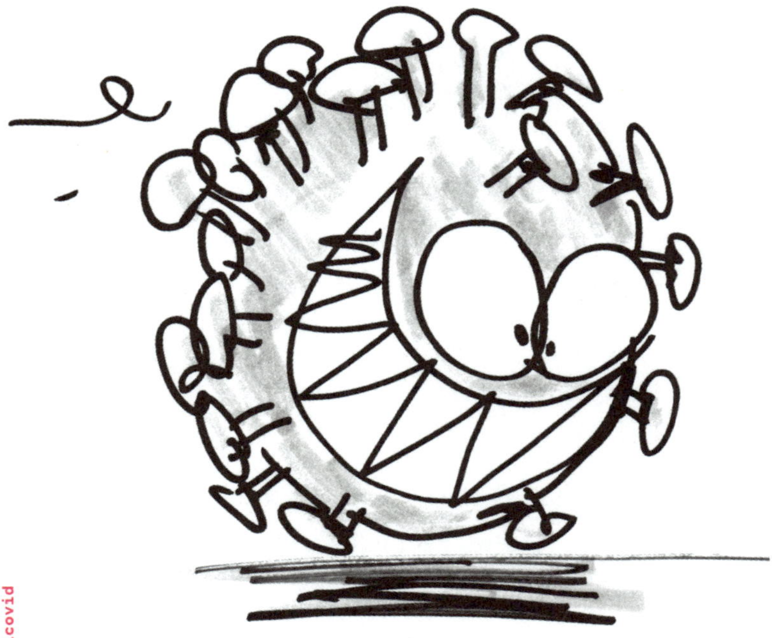

L

Lockdown partouze

[Lieu de vaccination.]

Exemple : un député hongrois votait des lois anti-LGBT dans son pays et, une fois loin du pays de Viktor hors-bagne, en participant à une lockdown partouze à Bruxelles, a fait volte-face et démissionné ! Évidemment, vu sa tentative d'évasion par la corniche et une descente de gouttière, son comique out n'est pas vraiment une sortie de placard spontanée mais d'avoir levé le couvre-feu sur sa véritable identité est une piqûre douloureuse mais salutaire. La vaccination est donc bel et bien efficace.

Lockdrone party

[Escape game organisé par les forces de l'ordre.]

Avec leur patrouille de drones, les policiers désiraient divertir la population lors des fêtes de Noël 2020.

Comme les heures de couvre-feu étaient différentes en Wallonie, en Flandre, sur Bruxelles et en France, le défi consistait à commencer les réjouissances de Noël à Bruxelles puis, avant le couvre-feu de 22 heures, filer en Wallonie où le couvre-feu était imposé à 24 heures et de là, juste avant minuit, passer la frontière, en France où la nuit n'en finissait pas ! Happy Christmas.

Lovedown party

[Lockdown spécial Saint-Valentin.]

Expérience unique le 14 février 2021 : des cœurs, par zoom ou par teams, s'embrasent aussi vite que lors d'un mouvement de greffe. Une vague de loft story sans précédent déferle sur le pays. Par contre, beaucoup, alors que la nuit étreint la lumière, s'endorment près du seul partenaire fidèle qui ne lâchera jamais personne : Tinder, Meetic, Be2, PlaisirExpress, Ashley Madison, RencontresMatures, iDates…

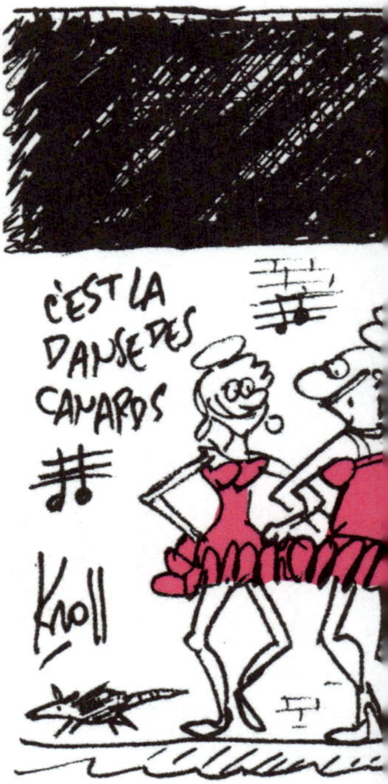

LOCKDOWN PARTIES

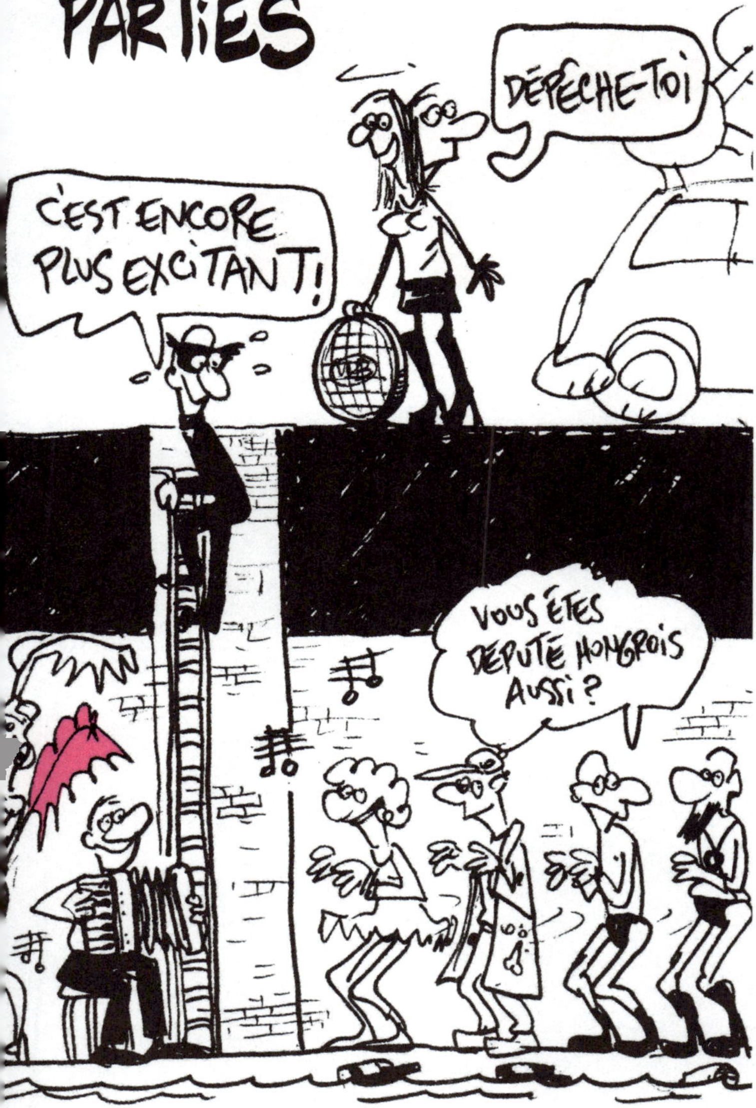
DÉPÊCHE-TOI
C'EST ENCORE PLUS EXCITANT!
VOUS ÊTES DÉPUTÉ HONGROIS AUSSI ?

M

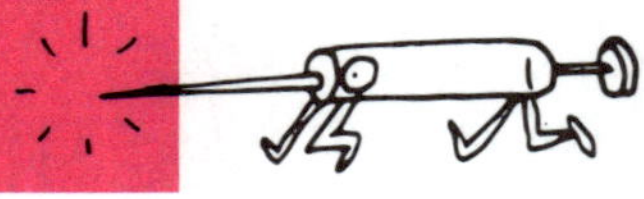

Maskfishing

[Technique de drague idéale pour ceux et celles peu confiant·e·s en leur charme.]

Le concept du maskfishing est de garder le masque durant toute la rencontre pour attiser le désir et au final, « pécho » comme disent les jeunes, en tout cas jusque l'an 2000... Le masque comme objet sensuel ? Cela vous rend le covid bien plus « sympa », comme disaient les vieux aux jeunes de l'an 2000.

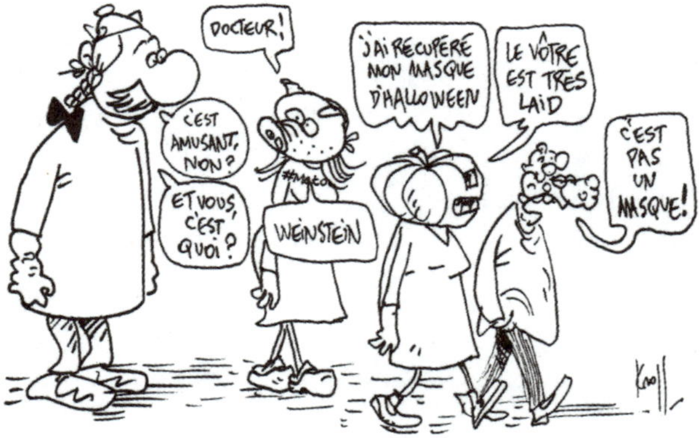
DOCTEUR!
C'EST AMUSANT, NON ?
ET VOUS, C'EST QUOI ?
WEINSTEIN
J'AI RÉCUPÉRÉ MON MASQUE D'HALLOWEEN
LE VÔTRE EST TRÈS LAID
C'EST PAS UN MASQUE!
Kroll

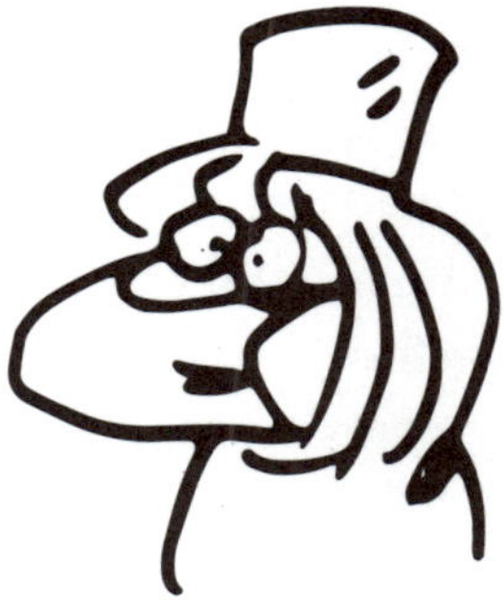

Masque

[Stress code 2020.]

C'est aussi une fable de Jean de La Fontaine peu connue. Elle est intitulée : « La Cigale et la Fournie »

« La Cigale, ayant la Santé
Endettée,
Se trouva fort dépourvue
Quand le virus fut venu.
Pas un seul petit monceau
De masques, honteux vermisseau !
Elle alla crier famine
Chez la Fournie, la voie Chine,
La priant d'exporter avec entrain, pour subsister
Jusqu'à la saison nouvelle.
Je vous paierai, lui dit-elle,
La Fourmi, de ses pattes, creuse
Jusqu'à son moindre dépôt.
Que défaisiez-vous tant de choses ?
Dit-elle à la nécessiteuse.
— Nuit et jour dans le non-marchand
Je sabrais, ne vous déplaise.
— Vous déchantez ? J'en suis fort aise
Eh bien, pansez maintenant ! »

Massages non thérapeutiques

[Ébats sexuels.]

Cette formulation fut créée par le conseil de sécurité fort embarrassé lors du premier déconfinement. Il interdisait la pratique de sports de contact même en plein air mais autorisait la reprise des ébats sexuels en maison close. Cette formulation de type sanitaire « massage non thérapeutique » revêt un caractère médical tout en le niant. Cela a permis aux prostituu... aux femmes horizontalement accessibles de reprendre le travail. Attention ! La formulation « *immunité collective* » n'est pas une incitation à pratiquer les « *plans à trois voire quatre ou plus* ».

Citation : un directeur de club libertin fermé : « *En ce moment, il faut avoir les reins solides !* »

Mélancovid

[Nostalgie du temps du confinement.]

Citation : Éric Zemmour : « *Ah ! J'ai aimé le confinement, ce moment où les Français restent entre Français. Le virus est certes un corps étranger entré chez nous, illégalement, mais c'est un bienfait au final. Ne rejetons pas le corona ! C'est comme l'étranger, faut pas jeter les migrants avec l'eau Dublin. Sinon, je perds mon fonds de commerce, moi !* »

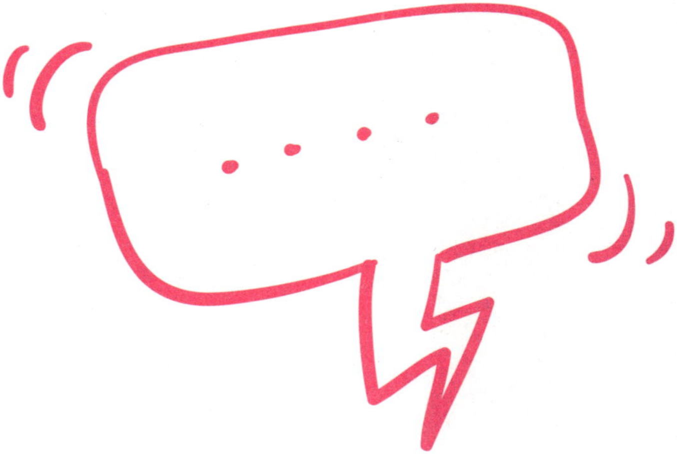

Minute de silence

Laps de temps permettant d'avaler les nouvelles mesures gouvernementales. Ce court moment n'est pas ressenti de la même manière par tous :

Un trader : « *60 secondes ?!? Mais j'ai le temps de tout perdre ?!?* »

Deux amants : « *60 secondes… Douche comprise ?* »

Alexander De Croo : « *60 secondes, d'accord mais il faut respecter 1 mètre 50 entre chaque seconde !* »

Le patron : « *60 secondes ? Si je peux les compter en frais professionnels, moi…* »

Sophie Wilmès : « *60 secondes sont bien autorisées et je le répète, ce qui est autorisé est permis !* »

Raoul Hedebouw : « *60 secondes ? À condition qu'on ne les déduise pas du salaire !* »

Yves Leterme : « *C'est depuis 2011 que je demande 5 minutes de courage alors 60 secondes, c'est un début !* »

Sophie Wilmès : « *Ne dépassez pas les 60 secondes ! Je le rappelle, celui qui n'a pas de permis n'est pas motorisé !* »

N

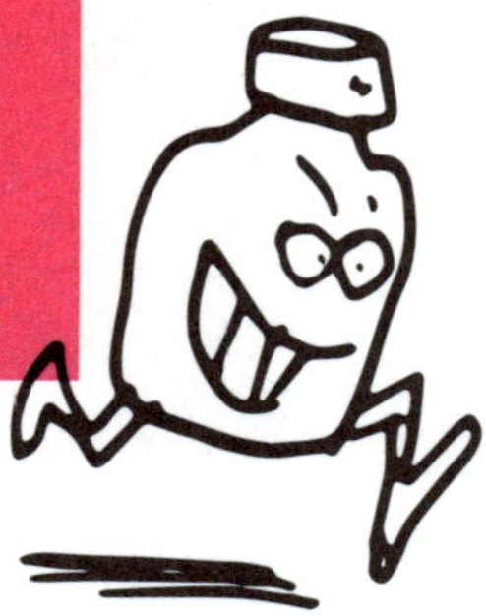

Napoléon

[Héros d'une exposition à bannir en temps de corona.]

L'expo « *Napoléon, au-delà du mythe* » en gare de Liège-Guillemins tombe mal en ces temps pandémiques. Qui aurait envie, pour se changer les idées, d'aller s'extasier devant les objets d'un être qui non seulement a passé six années en confinement total sur l'île de Sainte-Hélène afin que, tel un virus, il ne puisse plus « *nuire au repos du monde* » mais qui, de surcroît, en fin de lockdown, est mort sur place !

Quel dommage alors qu'en 2016, l'expo d'œuvres de Salvador Dalí s'inscrivait, elle, dans son temps et était en lien direct avec la stratégie de la SNCB consistant à rallonger la durée des trajets pour tenter de diminuer les retards, selon la formule « *Les retards ? Y a pas d'avance !* » L'exposition des fameuses « montres molles » de l'artiste catalan, illustration du caractère extensible du temps, se révélait en osmose avec le ressenti des navetteurs patientant sur les quais.

Anecdote : à Mons, beaucoup espèrent voir, dans leur future gare, une expo de Picasso. *Guernica* dans une gare nickel serait raccord. Et puis surtout, le lieu deviendrait une galerie d'art, il aurait au moins une fonction en attendant la fin des calatravaux.

Nollet Jean-Marc

[Créateur de la bulle à verts.]

Homme politique qui déclencha un tsunami de force 5 sur l'échelle de Richter en dé~~clarant recevoir~~ à dîner non plus une seule personne comme le comité dont il faisait partie l'avait décrété mais «*parfois un couple !*» En même temps, chez Ecolo, tout va toujours par paire, une présidence bicéphale et la promotion de la copropriété, du covoiturage, des copeaux de bois, de la cohabitation, du colza, des coccinelles. En fait, Ecolo, c'est une cascade de co. Nollet resta donc fidèle au principe de son parti, intègre mais pas intégriste.

Non essentiel

[Dénomination totalement clivante et toujours en vigueur après un an.]

Pour toutes les personnes des secteurs concernés, être identifié comme «non essentiel» ajoute de l'humiliation au désarroi, du désœuvrement à la détresse, du chagrin au désespoir.

O

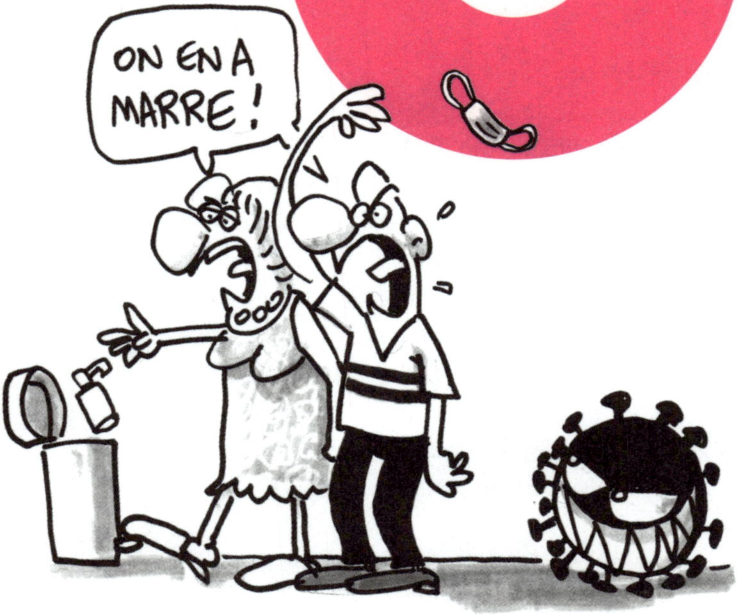

Omnicalculator

[Prévisionniste aussi fiable qu'un bulletin météo.]

Malgré son nom de super-héros, gonflé à la testostérone, ce site fait pleurs à voir. Les citoyens surfant sur omnicalculator pour découvrir leur potentielle date de vaccination retiennent celle-ci facilement, c'est celle des prochaines élections présidentielles aux États-Unis.

P

Pacte d'excédence

Surpoids pris pendant le confinement.

Pain (machine à)

[Objet fétiche des confinements.]

Beaucoup l'ont achetée sur Amazon en mars 2020, l'ont revendue sur eBay fin juin puis, lors de la deuxième vague, l'ont rachetée sur le site Au Bon Coin. Pendant que les parents pétrissent la pâte, ils ne s'en prennent pas physiquement à leur progéniture. Moins de violences intrafamiliales ? Pour tenir dans un huis clos, il faut, comme la farine, une ferme entente. Merci le pain !

Palais de Justice

[Lieu contaminé par l'apparition du Pfizer.]

Tout comme le vaccin s'injecte en deux doses, le Palais de Justice aura aussi deux échafaudages ! En effet, un second habit de métal est dressé afin d'évaluer s'il ne faut pas renforcer le premier échafaudage afin de pouvoir plus facilement l'enlever ensuite. Cela vous situe la mise à nu du bâtiment peu de temps après l'inauguration du stade Roi Baudouin rénové par la petite-fille de notre future reine Élisabeth de Belgique.

Pangolin

[Totem scout de Bill Gates, créateur de la pandémie.]

C'est l'homme qui a ouvert les portes (gates) au virus pour ensuite nous envoyer la facture (bill) d'un vaccin préparé en secret. Dans covid19, vous avez d'ailleurs les deux derniers chiffres de la date des attentats du 11 septembre (11/9). Or, le confinement a commencé chez nous le 13/3 (1+3+3=7). Si vous prenez la date de l'attaque contre les deux tours (11/9 : 9-1-1= 7), vous obtenez le même chiffre qui correspond à la moitié d'une quatorzaine, preuve s'il en est que la pandémie a bel et bien été orchestrée.

(Voir *Complautiste*)

Patient zéro

[Georges-Louis Bouchez.]

Difficilement géolocalisable vu le nombre de ses déplacements quotidiens, ce fan de voitures de course est le Speedy Gonzales de la politique. Comme la F1 justifie les moyens, GLB a zéro patience. Il veut arriver, partout, le premier. Dans quel but ? Il verra cela à l'arrivée.

Pauwels Stéphane

[People dont le procès pour avoir passé de la coke à Lasne nous distraya de la pandémie.]

Le procès de l'animateur se déroula non au Palais de Justice mais au Lotto Mons Expo, lieu finalement en adéquation avec notre système judiciaire exsangue, s'en remettant au jeu de hasard pour espérer décrocher le gros lot.

Pfizer

[Mot qui ne se dit pas mais s'éternue.]

Après avoir toussé dans nos coudes pendant neuf mois, éternuer, ça faisait aux Belges des vacances.

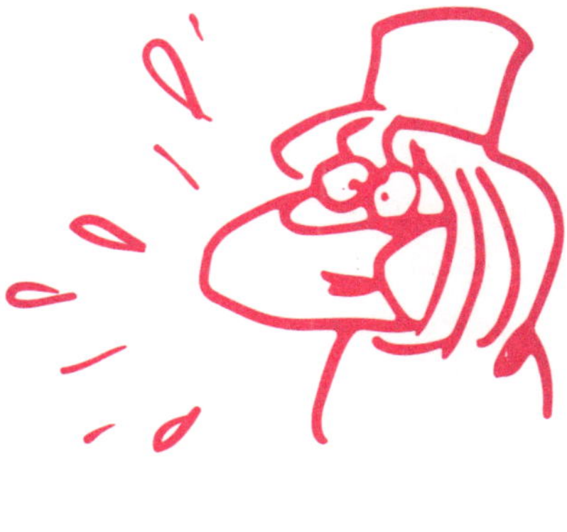

Philippe (le roi)

[Exposé au musée de sire appelé Palais de Laeken.]

Le confinement, il connaît. Il a grandi dans des costumes qui l'ont amidonné.

Avec sa démarche rigide, il était surnommé « Règne Man ». Son dégel a pris du temps.

C'est Mathilde, sa belle au roi dormant, qui l'a démoulé.

Il fut moqué lors du premier confinement à cause de cette photo « vu du ciel » où il posait avec toute sa famille dans le parc : *#Stay at home.*

L'été 2020, durant l'opération : *# Stay at Royaume*, Philippe fait son patriot act : il visite Bokrijk CLIC, le tombeau du géant CLAC. Sur les photos, sa famille à l'avant-plan, on ne voit pas bien le paysage, cela n'aidera pas le tourisme local mais on se réjouit du futur album Panini et des phrases de récré : « *Je t'échange Mathilde en tailleur beige contre Flupke en pull à carreaux.* »

Mi-juillet, Philippe a arrêté ses excursions : « *Je peux plus, j'ai discours le 21 !* »

Et justement, en ce jour de fête nationale, il n'a pas eu droit au défilé, aux feux d'artifice, même pas à la chenille « *Tout le monde s'éclate à-à-à Laeken-neu-neu. On se marre à Laeken-neu-neu* ». La vie d'un roi belge, ça a la couleur d'une œuvre de Soulages.

Ajoutez à cela que l'on déboulonne ici et là les statues d'un ancêtre de Philippe, en odeur de suinteté à cause des colonies, comme une carie qui gâche la couronne.

Philippe devrait aussi présenter ses excuses pour son père qui n'a rien dit en 2010 à Kinshasa, pour le discours de son oncle Baudouin sur l'indépendance en 60, pour cet ancien roi à barbe et puis aussi pour son frère qui ne trouve toujours pas sa place, pour sa demi-sœur qui a toujours su où était la sienne…

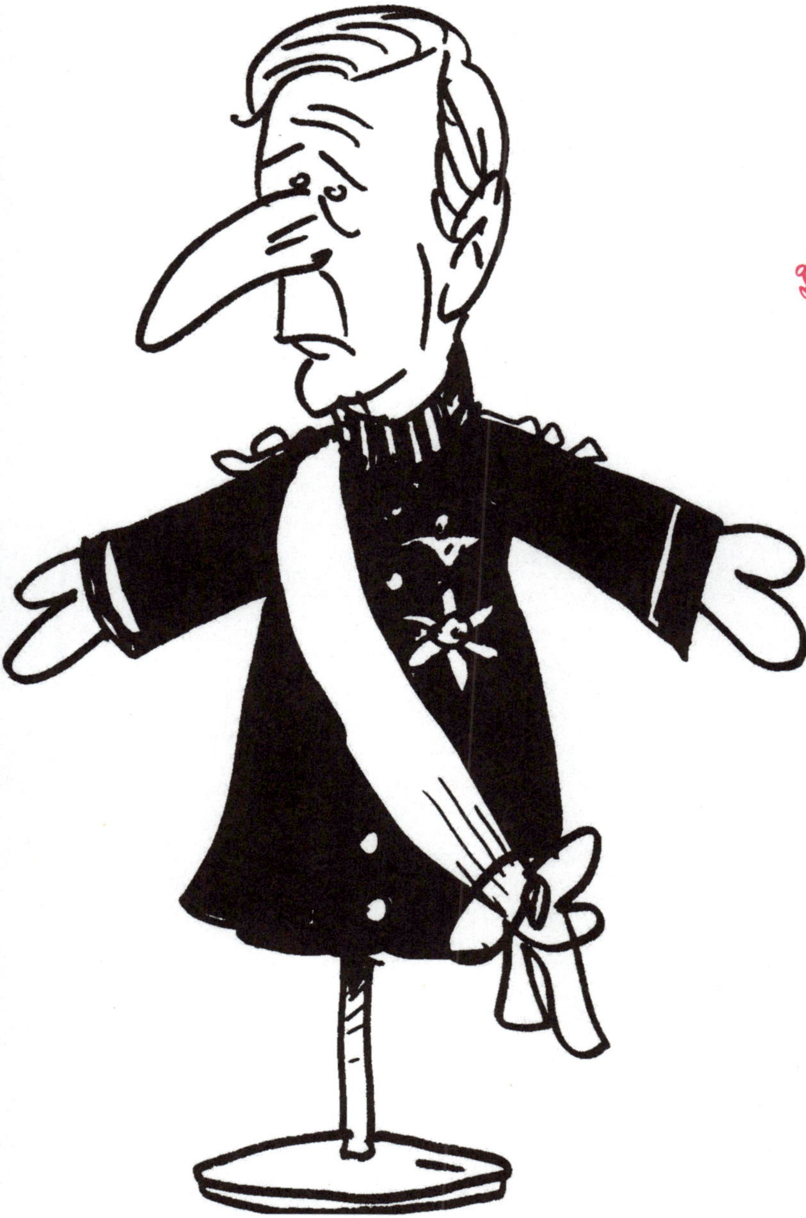

En fait, il n'est pas un triste sire mais un sire triste. Pour ne pas pleurer, il fait ce qu'il pleut. Parfois, des trucs en cachette. Prince, il avait un second passeport, un faux nom, Philippe Dermulle, et il voyageait dans une vie parallèle.
D'un royal câlin, Philippe a eu quatre enfants, ses « allaités royaux », dont la future reine, Élisabeth. Du coup, il a une mission : chaperon.
Même tous ses mots sont confinés. Il doit montrer son discours de Noël au Premier ministre, comme un cancre. Les seuls amis qui le comprennent ? Tatayet et Panacloc, eux aussi ne disent que ce qu'on leur permet de dire.

Plan de relance

[Pacte de vague survie pour une Europe divisée.]

Le plan de relance (250 milliards) devrait aider les pays en froid de développement. La méthode en est simple : faire marcher la planche à billets et mettre la dette dans le sable.

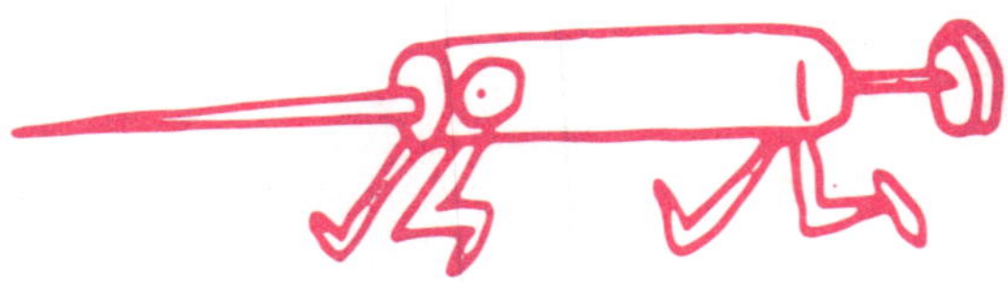

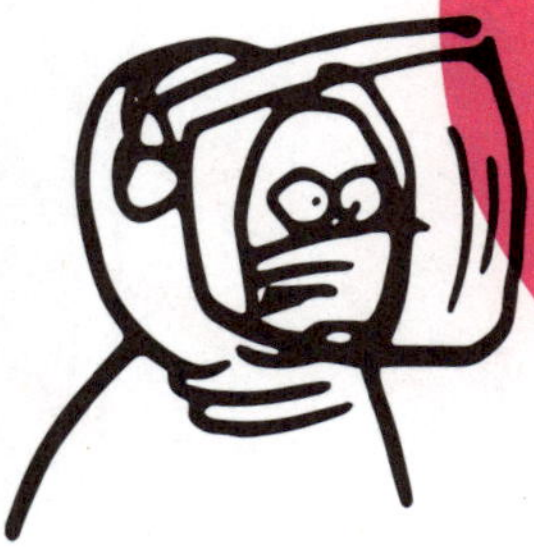

Quentin

[Martyr du secteur culturel belge.]

Quentin, Dujardin de son nom, a voulu chanter dans une église, il en fut chassé. Par contre, pour les funérailles, 50 personnes sont autorisées à chanter. En Belgique, pendant la pandémie, il fut permis d'être plus nombreux pour célébrer la mort que la vie. Du coup, la tentation fut grande pour les gens des arts vivants d'organiser leur enterrement, dans le respect des règles salutaires. Il suffit pour cela de regarder les bras tendus de Jésus sur la Croix pour rappeler la distanciation sociale. L'expression « *Mourir pour se sentir vivant* » devint la phrase culte, dans tous les sens du terme.

Qvax

[Mot idéal pour joueur de Scrabble.]

Placées sur une case « mot compte triple », ces quatre lettres feront un malheur. Un Q et un X, comme au cinéma, cela peut rapporter gros.
(Voir *Junkie*)

PAS DE PANIQUE

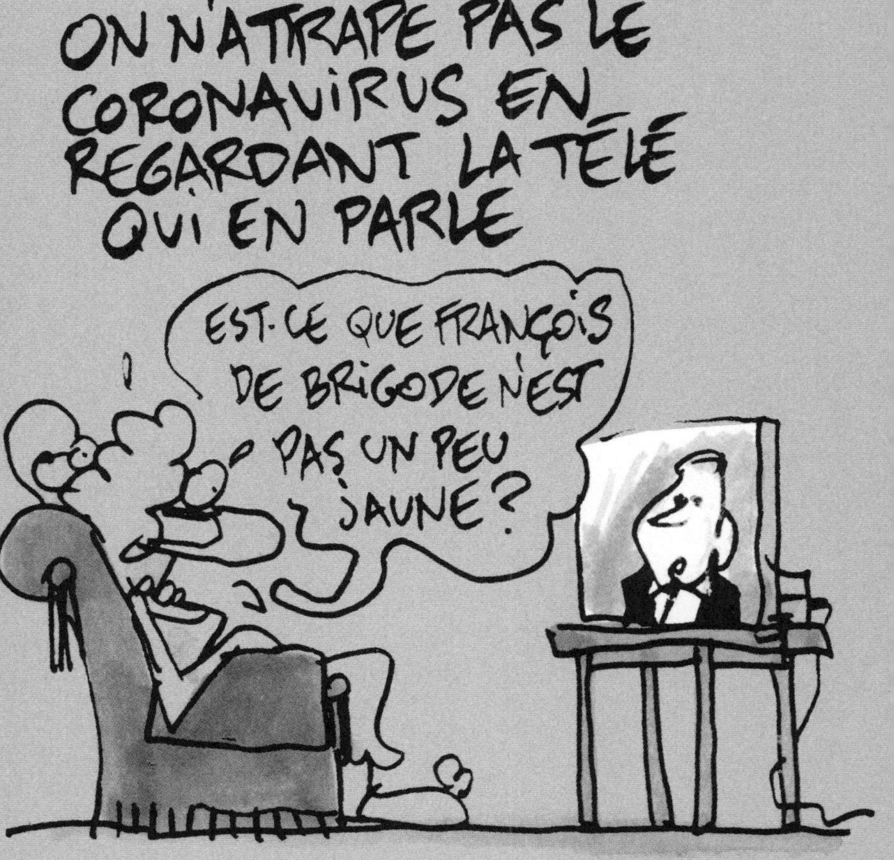
ON N'ATTRAPE PAS LE CORONAVIRUS EN REGARDANT LA TÉLÉ QUI EN PARLE
EST-CE QUE FRANÇOIS DE BRIGODE N'EST PAS UN PEU JAUNE ?

Dialogues de confinés

LA CAGE AUX FIOLES

Épisode 2

Dans le compartiment surgélation, trois flacons Pfizer sortent du rang :

Chef

Paul, Émile, Victor, qu'est-ce qu'il se passe, lance le Chef des fioles ?

Paul

Chef, pourquoi les troupes Moderna sont dans le frigo comme le beurre alors que notre régiment caille à – 70° comme des Picard ?

Chef

Notre arme secrète doit rester givrée.
Je ne peux rien dévoiler, c'est un dossier glacé X.

Paul

Compris, chef !

Chef

Sachez, Victor, Émile, Paul, que vous sortirez tous trois ce matin pour le dégelé.

Paul, Émile, Victor
Prêts, Chef!

Chef
Puis, direction la résidence *Les derniers beaux jours*, vous aurez six heures max pour repérer le virus et lâcher la bombe.

Émile
Moripourri te salutant!

Chef
Bien, Émile.

Victor
À quoi il ressemble, Chef, le virus?

Chef
C'est comme un œuf à la cloque avec une coiffure punk autour.

Paul
Beurk!

Chef
Beurk, qui?

Paul
Beurk, Chef!

Chef
Bien, Paul. Donc lâchez la dose dès que vous voyez une tête couverte de stalactifs.

Émile
Même pas peur, Chef!

Chef
Dépêchez-vous car les gens sont au bout du boulot. Théâtres, bars, restaurants fermés, des secteurs entiers déjà éteints, tout un pan démis.

Victor
On dit une pandémie.

Chef
Pandémie, qui ?

Victor
Pandémie, Chef !

Chef
Attention ! Il est possible que le virus apparaisse sous un autre aspect. Il a muté.

Victor
Muté pour être plus près de sa famille nombreuse, en Chine, Chef ?

Chef
Non, Victor ! Muter, ça veut dire qu'il peut surgir déguisé. Il a été jusqu'au Brésil pour se transformer.

Émile
En Brésilienne ?!?

Chef
Pardon ?

Émile
Je le savais, Chef !

Chef
Comment ça, Émile ?

Émile
Ben oui, Chef ! Au début, on disait le covid puis un jour, la covid, c'est un virus transgenre.

Chef
Peut-on rire de tout ?

Émile
Et de toutes, Chef ?

Paul, Émile, Victor
Ahahah !

Chef
Écoutez, Paul, Émile, Victor, le virus n'est pas en obsolescence proclamée.

Paul
Le retors, Chef !

Chef
Il est au fourbe et au Malin pour tout mettre sens dessus de souches.

Victor
C'est le diable !

Chef
Il est aussi passé par les îles brexitanniques et par l'Afrique du Sud.

Émile
Le veinard ! Il fait chaud là-bas, Chef !

Chef
Il a permuté, créé une paire mutante
puis est rentré avec ses cousins germants
pour former un groupustule.

Victor
Le sournois, Chef!

Chef
Il serait plus contaminant. Il suffit que quelqu'un postillonne et hop! Le virus lui agresse la parole et pénètre par la salive dans ses cellules.

Paul
Mais nous, on n'a pas muté en même temps que l'ennemi, Chef?!?

Chef
Bien observé, Paul! Mais nous devons lâcher nos doses quand même, les pays ont payé cher et vilain!

Victor
Évidemment, Chef!

Chef
Paul, Émile, Victor, nous sommes la génération sacrifiée. Mais sachez que d'autres armées mieux adaptées poursuivront notre tâche pour la vaccination de 2022.

Paul
Ah bon?!? Ça ne va pas s'arrêter, Chef?

Chef

Jamais! C'est comme la grippe. Il faudra tous les ans vacciner le monde entier, les humains porteront le masque à vie, plus d'embrassades…

Émile

Mais les gens, ils ne vont jamais tenir, Chef!

Chef

Et encore, ils ignorent quand surgira l'autre danger.

Émile

Lequel?

Chef

Lequel, qui?

Émile

Lequel, Chef?

Chef

Le futur danger, c'est le variant belge.

Paul, Émile, Victor

Ahahah!

Chef

Bonne chance à vous trois!

Paul, Émile, Victor

Merci, Chef!

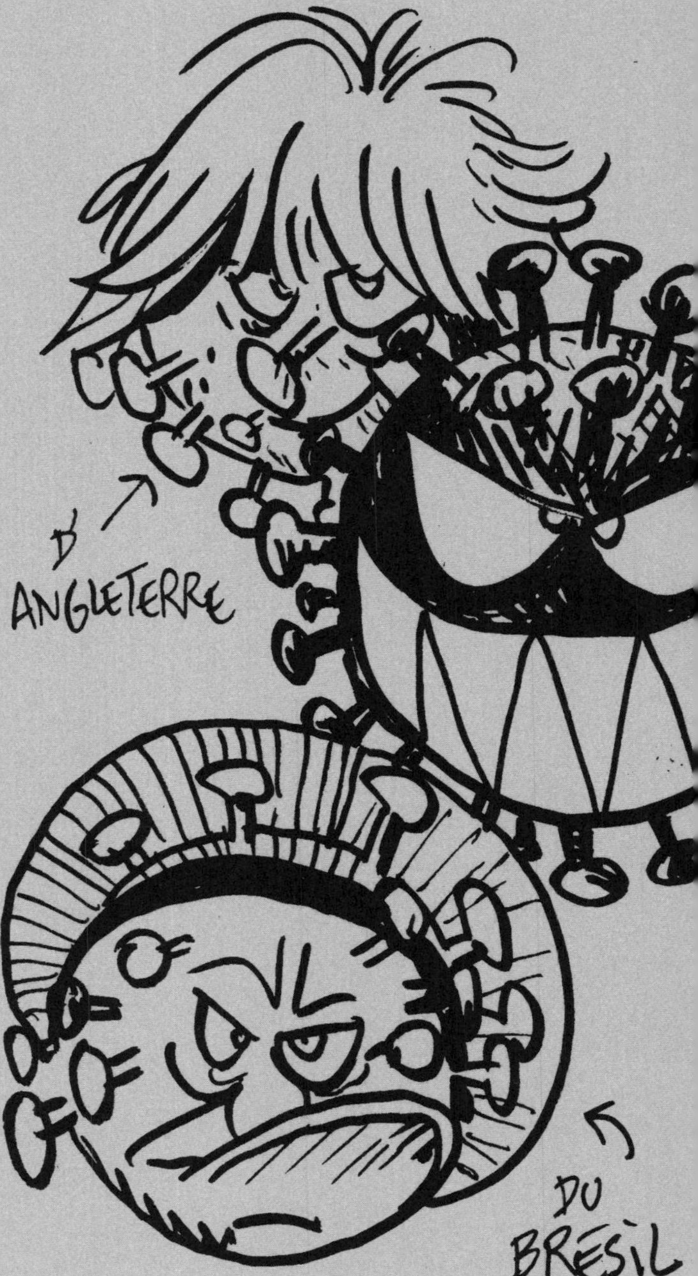
D'
ANGLETERRE
DU
BRESIL

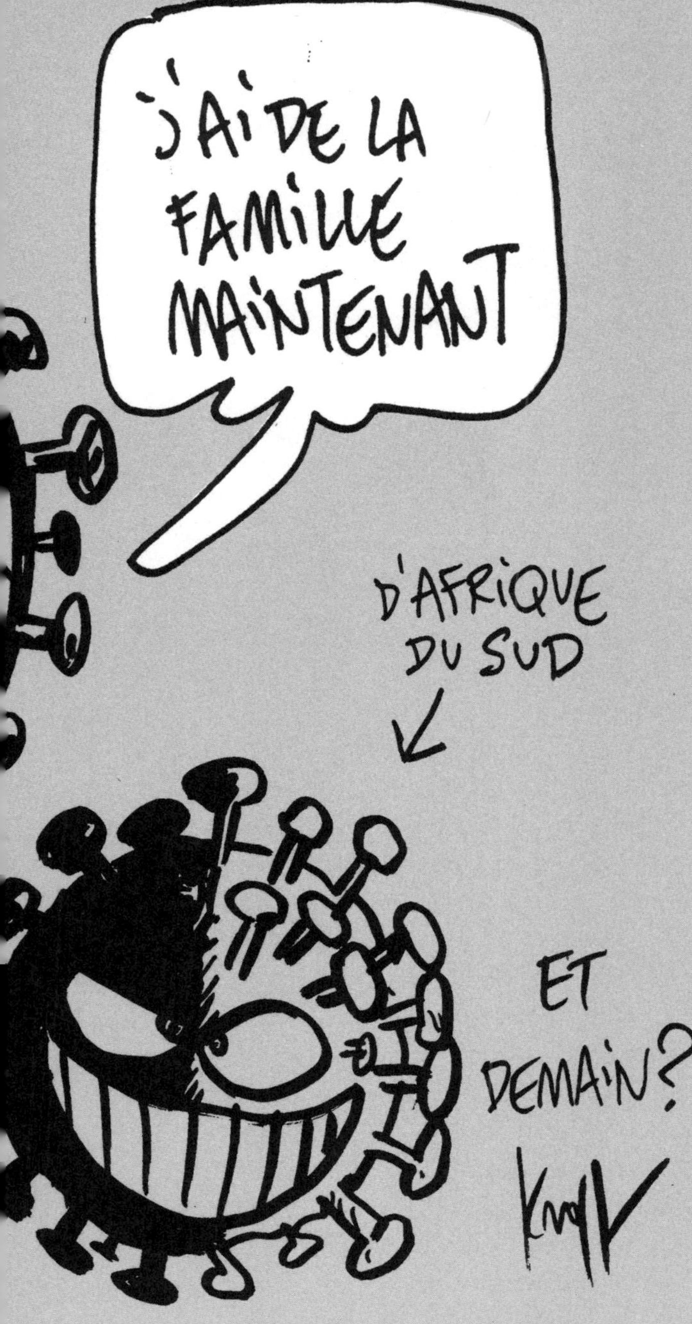
J'AI DE LA FAMILLE MAINTENANT
D'AFRIQUE DU SUD
ET DEMAIN?

R

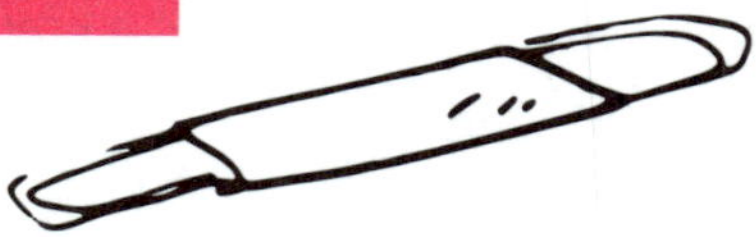

Railpass

Si vous avez moins de 25 ans, c'est un ticket gratuit pour une ligne de coke, un « rail » » comme on dit dans les walking-dealers.

Pour les plus de 25 ans, il s'agissait d'un cadeau de Noël fait aux Belges en juin 2020 dont ils auraient dû disposer en été et dont l'envoi fut opérationnel en automne, dans des conditions si tarabiscotées qu'à côté le conflit israëlo-palestinien ressemble à un épisode des Bisounours.

Ainsi, le Belge qui optait pour la mobilité douce et possédait un deux-roues était vraiment verni car le train était, certes, payant sans le railpass mais il n'y avait pas de supplément vélo. À part que… le vélo était autorisé uniquement sur les trains roulant vers la côte ou sur la ligne Bruxelles-Arlon et à condition que le train n'arrive pas AVANT 13 heures ! Au retour, le touriste et son vélo devaient quitter la gare côtière AVANT 16 heures ou APRÈS 20 heures. Comme le « créneau de visite » est aussi généreux qu'une poignée de main entre Raoul Hedebouw et Bart De Wever, le touriste belge préféra louer une voiture ou resta chez lui à regarder des vidéos de kayak et de cuistax.

Raoult (Dr)

[Le chloroking du vaccin.]

Ce médecin a chopé la « nobelite aiguë », un virus infectant et affectant l'ego. À la suite de moult récompenses décernées pour ses découvertes médicales majeures, son surmoi a gonflé comme le taux d'alcool à marée haute à Blankenberge en été. À force de la ramener avec son produit miracle, il est devenu le chiantifique de service, passant de l'image du sympathique druide Panoramix à celle d'Assurancetourix, barde dont on ne veut plus entendre les complaintes. Il espérait être docteur honoris corona, son ego étant de la taille du trou de la sécurité sociale et l'estime de lui-même aussi forte que Kim Kardashian et Kanye West réunis.

Citation : pour situer son degré d'expertise, voici ce qu'au Parisien, il déclarait en avril 2020 : « *Il est possible que d'ici un mois, il n'y ait plus de cas du tout dans la plupart des pays tempérés. C'est une maladie saisonnière, les infections respiratoires sont beaucoup plus fréquentes pendant la saison froide et ça s'arrête en général au printemps !* »

Ryan Hair

[Salon de coiffure doublement impacté.]

Les métiers de contact étant empêchés de travailler pendant plusieurs mois, Ryan Hair espérait, vu son lien évident avec les avions, obtenir le droit passerelle. Il n'en fut rien.

S

Sciensano

[Messe matinale.]

Le sermon de Sciensano consiste en un défilé de chiffres et de courbes, aussi enthousiasmant qu'une manif de puces de lit réclamant la réouverture du Métropole et autres hôtels de luxe.

Soignant (personnel)

[Les chouchous de nos gouvernants.]

Cet élan en faveur des médecins, infirmiers et infirmières est juste une façon de se rattraper à peu de frais. Il est beau de proclamer : « *La santé avant l'économie !* », surtout après avoir fait tant d'économies sur les soins de santé.

Question : au bac de philo 2020 : « *Un monde en santé est-il un monde enchanteur ?* »

Ski

[Sport du passé.]

Pour pallier votre manque de pentes et de sauts à ski, faites le tour du ring de Bruxelles. La personne qui a disposé la centaine de panneaux de limitations de vitesse tout autour de la capitale est certainement moniteur de ski en hiver et d'auto-école en été. Placer autant de poteaux 70, 90, 100 et 120 km/heure sur si peu de kilomètres ? Seule la nostalgie des slaloms peut expliquer ce geste désespéré.

Spoutnik V

[Vaccin russe lancé dès l'été 2020.]

Le nom de ce produit miracle rappelle le premier satellite artificiel envoyé sur orbite en 1957, signe de la suprématie des Russes sur les Américains dans l'aventure de la conquête spatiale. Pourquoi le chiffre V ? Car ce vol-là ramena vivants les deux chiens embarqués dans ce satellite, Belka et Strelka. Ce ne fut pas le cas de la chienne Laïka envoyé sur Spoutnik II, morte au bout de quelques heures à peine. Et même si au Kremlin, on s'en bat la Laïka en jouant de ce luth à cordes pincées du même nom, cela n'aurait pas été bon signe de donner ce chiffre pour ce vaccin.

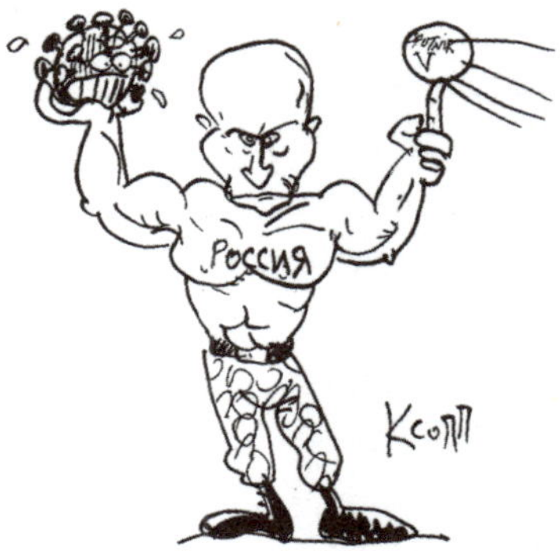

T

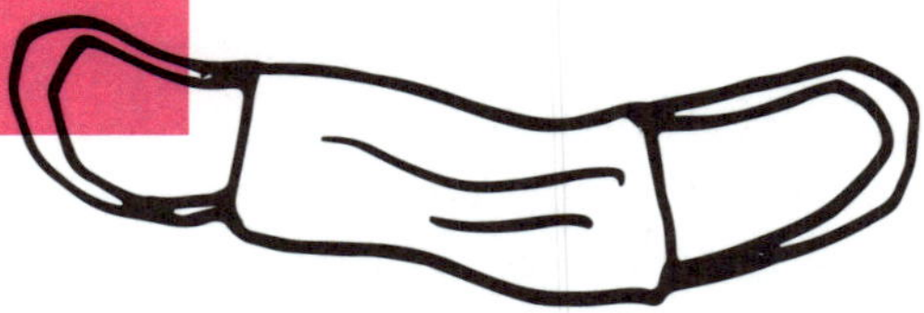

Télétravail

[Bénédiction ordi et urbi pour les chefs d'entreprise.]

L'absence des employés et cadres du lieu de travail est une belle manière d'économiser sur les frais de trajet, le coût des machines à café et, au passage, de diminuer les échanges avec les syndicalistes que le personnel ne croise plus dans les couloirs, ascenseurs ou parking. De plus, l'usage de l'ordinateur de façon intensive pousse son utilisateur à une servilité extrême. Prenez par exemple cette question que vous pose votre ordinateur régulièrement : « *Êtes-vous un robot ?* » Il vous prend d'emblée pour un débile profond en vous obligeant à « *cocher sur les six photos ci-dessous celles où se trouve un train* » ! Le fait d'accepter de jouer le jeu malgré l'affront lancé à l'intelligence humaine, modèle votre cerveau et votre degré de résistance. Une autre fois, le robot affichera une série de chiffres et de lettres, même pas bien alignés, et vous demandera de les retaper. Vous vous concentrerez pour pouvoir accéder à tel site ou document sans rechigner et éprouverez même, qui sait ?, une jubilation à réussir du premier coup ce test forcé ! Bref, vous entrez en processus d'obéissance totale. Le comble dans ce stratagème informatique est que la vérification de vos réponses est prise en charge par un robot. Se faire évaluer par un robot qui tente de détecter ceux qui seraient comme lui afin de leur barrer le passage prouve au final qu'il n'y a aucune fraternité chez les robots. Ceci est, vous le reconnaîtrez, plutôt rassurant. Les robots sont donc humains.

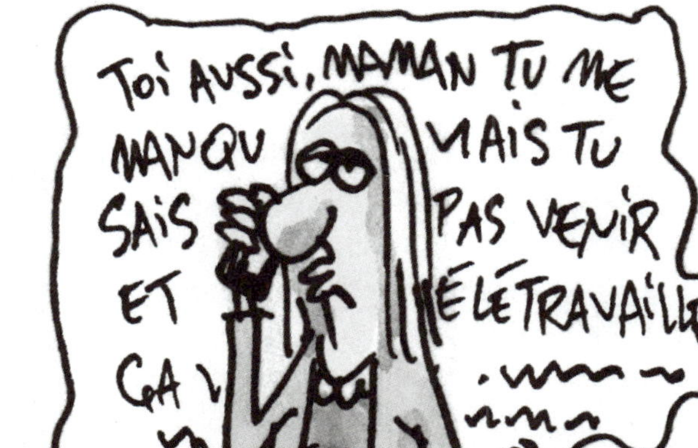
TOI AUSSI, MAMAN TU ME MANQU MAIS TU SAIS PAS VENIR ET ÉLÉTRAVAILLE ÇA

Tenet

[Film prémonitoire.]

Sorti avant la pandémie, le film d'où on se réveille avec la même migraine que Navalny émergeant du coma, raconte deux histoires simultanées, l'une va de l'avant, l'autre retourne en arrière. *Tenet* préfigurait en fait l'ensemble des décisions prises par notre gouvernement au cours de l'année : « *Le masque, pas obligatoire… Ah ?!? si !* » « *Les écoles ne sont pas des clusters ! Ah ?!? Si !* » ajouter à cela fermeture-ouverture des magasins et de l'horeca, déconfinement - reconfinement… On avance à reculons. Tant d'allers-retours en si peu de temps ? Même Jacquie et Michel ne tiendraient pas le coup.

Terre

[Fille fossile délaissée pendant la pandémie.]

Elle a pourtant toujours ses bouffées de chaleur, elle tempête, bourrasque, tsunamise, ouragane, inondationne sans répit et, preuves à la pluie, menace de tout prochainement enlever sa petite calotte pour que la planète, choquée, hurle enfin et réagisse. Mais les hommes qui constatent pourtant que les abeilles ne courent plus les ruches et qu'en somme, ce qu'ils consomment les consume, semblent sûrs d'eux. Au pire, ils commanderont une autre terre sur Amazon.

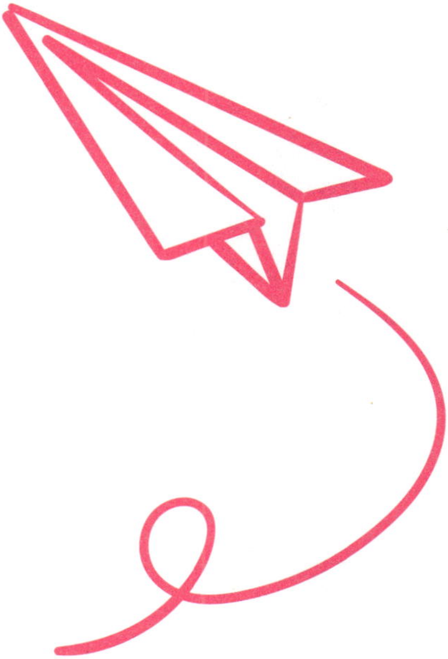

Tête de Pont

[Zaventem.]

Tête de Pont n'est pas une insulte ! Notre aéroport national devait au départ devenir le hub par où transiterait une très grande partie des vaccins du monde entier. Vu notre gestion surréaliste des masques entre mars et juin, le site Le Gorafi, lisant la nouvelle, a porté plainte pour concurrence déloyale. Trop lol. Vu la difficulté de préservation des précieux vaccins à une température aussi basse que le moral de tout le secteur culturel, événementiel et horeca réunis, Zaventem serait devenu Picardland, cette marque de surgelés est, à une lettre près, un nom d'aviateur… L'angoisse aurait été de savoir comment alimenter cet immense hangar à frigidaires que serait devenu Zaventem ? L'électricité du pays ne suffirait pas ! Il aurait fallu maintenir en survie toutes nos centrales nucléaires, même fissurées, pendant encore des années. Et ça, là-dessus, le gouvernement serait encore une fois tombé.

Tirade du nez

[Réplique des narines face à l'intrusion de l'écouvillon.]

Pour découvrir si une personne a le virus, les naseaux sont les voies naturelles et parallèles pour le test de l'écouvillon. À force, cet appendice, que dis-je, ce cap, cette péninsule voit ses ouvertures s'élargir au point de ressusciter Cyrano de Bergerac. C'est alors comme au Lotto, une chance au grattage, une chance aux tirades. Voilà comment le nez affronte en combat nasal une pandémie tant redoutée :

« Dire que notre vie n'est plus qu'une pandémie,
c'est un peu court, jeune homme ! On pourrait dire...
Oh ! Dieu !... Bien des choses en seum
En variant le ton, – par exemple, tenez :

Agressif :
« Moi, monsieur, si je vivais une telle pandémie,
Il faudrait sur-le-champ qu'on me la remplace ! »

Amical :
« C'est une tempête à vous faire boire la tasse !
Face aux déboires, façonnez de beaux masques ! »

Naïf :
« Ce monument aux morts, quand le visite-t-on ? »

Pratique :
« Voulez-vous la mettre en loterie ?
Assurément, monsieur, ce sera le gros lot ! »

Emphatique :
« Aucun ne veut trop, en cette année coronale,
S'enrhumer les nasaux, évitons l'hôpital ! »

Thanatofederalophilie spirale

[Maladie incuretable répandue au sein de la N-VA.]

À cause de la pandémie, Bart De Wever, le bûcher charcutier du royaume, n'arrive plus à contaminer son entourage. Malgré tout, il refuse toujours le vaccin injecté sous forme vocale :

« Prendre un Flamand par la main
Pour s'inventer un demain
Qui s'étendra d'Arlon jusqu'à Menin
Prendre un Flamand à deux mains
Prendre un Flamand dans ses bras
Et parce qu'on en a le droit
Verser nos larmes pleines du sel de nos joies
Prendre un Flamand dans ses bras… »

To Moreau land

[Festival liégeois se déroulant malgré le covid.]

« *Welcome to Moreau land !* » Plus qu'un titre, c'est un slogan dévoilant l'atout majeur de la ville : Stéphane Moreau, oriflamme de la cité ardente, emblème d'un folklore local en pleine ébullition. Sa réputation n'est pas surfaite mais surfante et s'il est le maître d'œuvre, ses élèves au garde-à-Voo ne déméritent pas.

Ainsi, à l'aéroport de Liège, se tient une exposition temporaire regroupant l'ensemble des œuvres surréalistes de Luc Partoune regroupées sous le titre *Paiements atypiques*. Pour la première fois, sont rassemblées par le commissaire de l'exposition Deloitte des notes de frais aux justifications si fantaisistes que Disney envisage d'engager l'artiste comme scénariste, et aux montants si élevés que Thomas Pesquet se ferait un plaisir d'en tutoyer le sommet. À l'entrée, dans le livre

d'or, ce commentaire d'un visiteur enthousiaste : *« Merci pour l'expo. On s'est bien fait Bierset ! »*
En sortant de là, chacun conçoit mieux le choix de l'aéroport de Liège comme base stratégique pour la plateforme Alibaba. Il y avait déjà des voleurs, il ne manquait plus que lui pour compléter le tableau.
Quant à Stéphane Moreau, son seul en chaîne fut joué à huis clos dans deux prisons du pays. Une reprise est d'ores et dégâts en préparation.

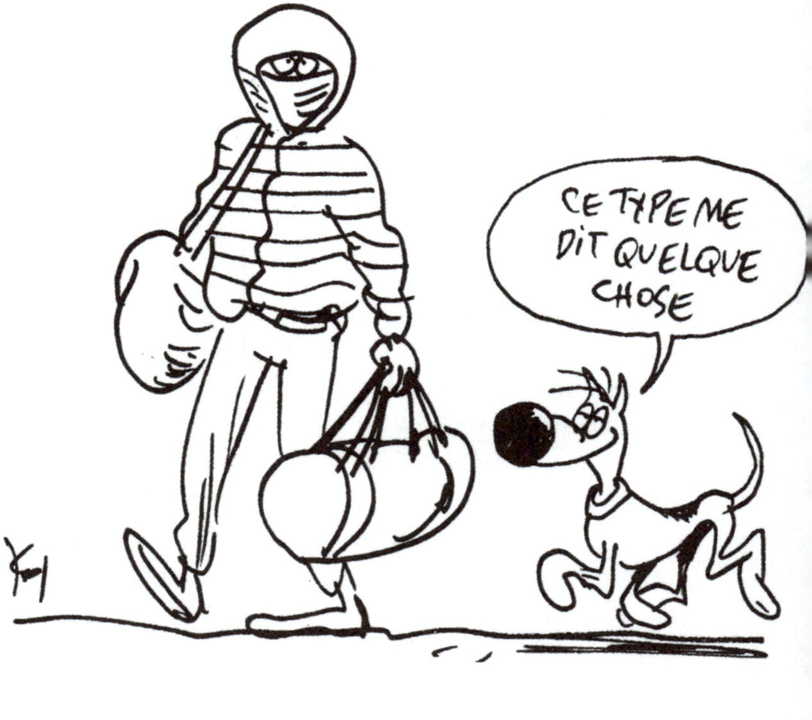

Qu'il y ait magouille dans le potage, cela fait partie d'une tradition liégeoise bien ancrée. Ah ! Liège, ses couchers de soleil et ses « *Welcome to Moreau land* » collent parfaitement au logo de la ville, le perron liégeois graphiquement représenté par cinq traits verticaux de taille différente, comme cinq doigts, en fait, et dont le majeur est dressé, comme un pied de nez au monde entier. « *Vous allez voir ce que vous allez... vous faire voir !* » Vu le succès, le festival est prolongé sans date de clôture.

Tourisme belge

[Voyage en autarcie.]

Le touriste belge n'a vu en 2020 et risque de ne voir en 2021 que d'autres touristes belges. Il retrouve ainsi son collègue de bureau mais en bermuda, son voisin de palier mais en tongs, sa femme de ménage mais avec des lunettes de soleil. Il est heureux de découvrir que l'exotisme est enfin à sa porte.

(Voir *Exotisme*)

Trump

[En 2020, ainsi choit-il.]

L'ex-président fut contaminé par le virus alors qu'il promotionnait l'usage de l'eau de Javel comme traitement anti-covid. Il y a bien un lavant et un après.

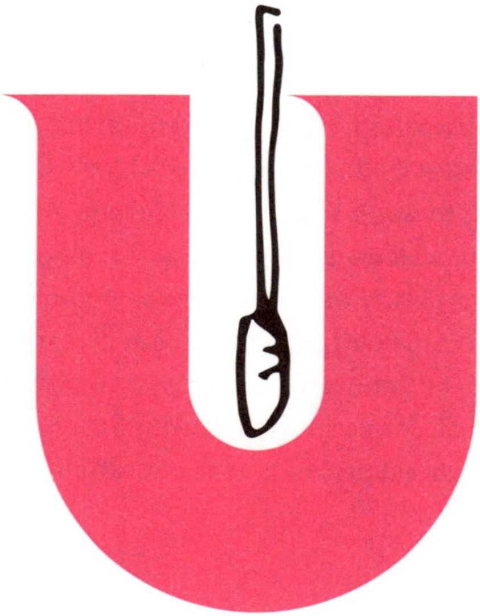

Ulcéré

[Explication médicale des troubles du comportement du président du MR.]

Force est de constater qu'à maintes reprises, Georges-Louis Bouchez a eu des attitudes difficilement déchiffrables même pour les politologues les plus chevronnés. Ainsi, dès qu'un comité de concertation annonce que l'on gardera les métiers de contact fermés, il s'en va immédiatement proclamer sur tous les réseaux qu'il faut les ouvrir. C'est le syndrome du « bifidus réactif » : « Ce qui se fait à l'intérieur, je ne veux pas le voir à l'extérieur. » Rappelons que Georges-Louis Bouchez n'est pas dans l'opposition. Il est donc troublant de l'entendre réitérer son soutien à l'action gouvernementale menée tout en la sabotant dans ses déclarations. Cet objecteur de confiance au sein de la Vivaldi fait ce que l'on appelle de la désobéissance virile : « J'acquiesce et je résiste ! » Il veut réunir gestes-barrière et gestes-barricade, résilience et résistance. C'est comme si en mai 68, vous aviez eu Daniel Cohn-Bendit et Charles de Gaulle dans le même corps. Il incarne un macronisme à la belge, jouant du « en même temps » cher à Emmanuel. Bilan de santé : tout comme Napoléon entrait dans des colères sombres peu après une crise hémorroïdaire douloureuse, selon plusieurs scientifiques qui se sont penchés sur son cas, les humeurs changeantes du président des libéraux pourraient être liées à une prédisposition à l'ulcération.

Utopie

[Le retour à la vie normale.]

Le rêve de retrouver le monde comme avant était pourtant à portée de main lorsqu'Alexander De Croo déclara : « *Le futur n'est plus si lointain...* » Mais comme il s'est contredit au comité de déconcertation suivant, les espoirs s'envolèrent. Heureusement, une autre utopie a fait vibrer le Belge pendant cette pandémie et pourtant, son nom ne fait rêver personne vu qu'il est le mot d'ordre de notre gouvernement : « Persévérance ». C'est le nom de cette sonde qui a atterri fin février sur un cratère martien, Jezero, où jadis l'eau coula et où sans doute surgit de la vie. Le Belge découvrant cela se dit que lui aussi, sur terre, en roulant dans une ville wallonne le soir, est capable de trouver ici et là quelques traces, infimes certes mais réelles, d'une vie antérieure. La sonde a décollé le 30 juillet 2020 profitant d'une fenêtre de lancement entrouverte ? Le Belge aussi, durant l'été du déconfinement, fenêtres grandes ouvertes, planait ! Et enfin, la mission de la sonde sera de prélever 40 carottes du sol martien, le Belge, lui, pour activité en plein air, plantera des semis dans son jardin. L'utopie martienne à portée de main, le Belge s'est dit : « Je suis persévérance. »

V

Vaccin

[Joe, chanteur qui connut trop tôt le succès.]

Aujourd'hui, il aurait une aura planétaire avec son célèbre « *Elle m'a dit d'aller sniffer là-haut de la chloroquine* ».

Vandenbroucke Frank

[Poète flamand.]

En novembre 2020, le ministre de la Santé se lança dans la poésie en écrivant une lettre au grand saint Nicolas. Très inspiré par les mots du Petit Prince de Saint-Exupéry, il écrivit : « *Chaque enfant est un héros.* » Toute la Belgique espérait évidemment qu'il récidive dans cette même veine pour inciter les citoyens à se faire vacciner : « *Je ne suis pour toi qu'un vaccin semblable à 167 autres vaccins. Mais, si tu me fais confiance, nous aurons besoin l'un de l'autre…* » Mais rien ne vint, même pas un mot pour le ramoneur en rouge de fin décembre : « *Petit Papa Noël, quand tu descendras en présentiel.* » En fait, la poésie s'exporta vers la France début 2021 où un troubadour, lui aussi au gouvernement, du nom de Jean Castex, tenta de lancer un nouveau courant artistique : la poésie sanitaire, avec cet unique alexandrin : « *Dedans avec les miens. Dehors, en citoyen !* »

Le seul politique qui garda un cap littéraire reste Herman Van Rompuy, haïkutiste de renom dont le célèbre

« *Un vieux chien fidèle*
côtoyant son vieux maître
vieillir ensemble »

se révèle un très bel hommage à peine voilé à Michel Drucker et à sa chienne qui l'accompagnait partout et toujours.

Van Laethem (Yves)

[La baronne de Rothschild de 2020.]

Il a donné tant de précieux conseils pour savoir comment manipuler la planche des toilettes, comment organiser une soirée entre amis ou comment traverser le salon lors d'une garden-party sans infester le WC, qu'il aurait dû publier son *Manuel des bonnes manières et du savoir-survivre en temps de pandémie*. Pour les repas de famille, il poussa même le cynisme, vu le secteur horeca totalement fermé, à inviter les Belges à « *faire tout comme au restaurant* » ! Ses suggestions (« *Dès que la porte s'ouvre, les invités traversent le hall sans s'arrêter, surtout ils ne débarrassent pas la table et se servent autant de vin que de gel hydroalcoolique...* ») donnaient en fait juste envie de prévoir un repas drive-in : les invités stationneraient devant la maison et, sans descendre de leur véhicule, recevraient le repas apporté sur un plateau et repartiraient chez eux en donnant une note sur ce dîner presque parfait.

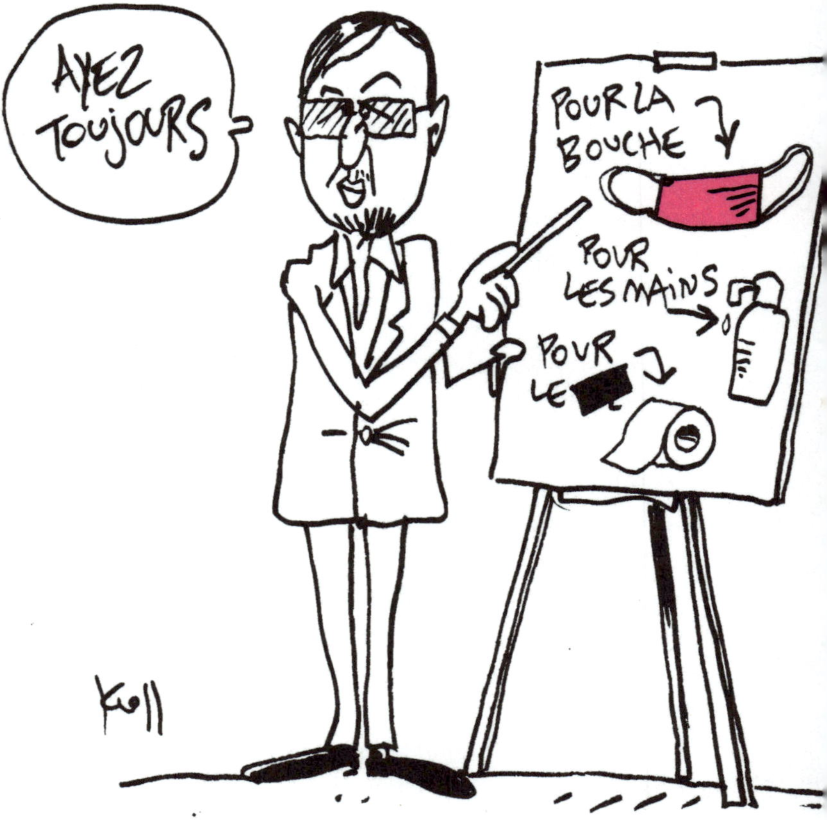
AYEZ TOUJOURS –
POUR LA BOUCHE
POUR LES MAINS
POUR LE [redacted]
Kroll

Vestibule

[Lieu de grande contamination.]

Selon Yves Van Laethem, ci-dessus décrit, si vous accueillez de la famille ou des proches pour un repas, interdisez à vos invités de stagner dans le hall d'entrée. La durée de passage dans un hall d'entrée doit être rigoureusement la même que pour l'accueil d'un couple de témoins de Jéhovah.

Vivaldi

[Nom du gouvernement belge né pendant la pandémie.]

Si cette formation est l'aboutissement d'une GPA, un Gouvernement Pleinement Asymétrique, il est surtout le fruit d'une PMA, une Procréation Miraculeusement Assistée. En effet, alors que depuis des mois, tout compromis semblait hors de prix, l'urgence économique hors propos et le lien avec le citoyen hors service, avec un Bart De Wever hors de contrôle, le roi hors de lui et les Belges, horrifiés, voilà qu'en septembre 2020, le menu à Lachaert fut supprimé pour imposer un plat unique pour tous : « *Pluie de faillites à l'étouffée sur lit de chômage à volonté, nappé d'un coulis de raisins de la colère.* » Ce qui ne plut apparemment à personne vu qu'après s'être moult frités, tous autour de la table commandèrent une « 4 saisons », belle preuve d'optimisme pour la durée d'un gouvernement belge et aussi choix très symbolique car cette musique d'attente que votre interlocuteur vous impose quand il ne veut pas vous répondre et qu'il espère que, lassé, vous raccrochiez, rappelle le temps écoulé pour former ce gouvernement…

Vœu

[Activité ante-covidienne.]

Personne n'osa le 1er janvier 2021 présenter ses vœux à qui que ce soit. De plus, le vœu attend pour réponse le célèbre « *à vos souhaits* », une expression qui rappelle toux et catarrhe.

Citation d'un inconnu : « L'an passé, on n'a rien vu venir, on n'en est pas revenu alors l'avenir, on va laisser venir ! »

Vogelpif (au)

Règle scientifique pour définir la taille des bulles.
Le nombre de gens admis dans votre bulle est compté au vogelpif. Au pif et au hasard.
(Voir *Bulles*)

W

Wilmès

[Mère matrie.]

Elle fut la bergère du pays pendant plusieurs mois, plaçant tout le troupeau à l'abri derrière des barrières de gestes. Ses messes de sécurité nationale avaient les allures de Dernière Cène.

Grande de taille, même assise, on la voyait debout. De chaque côté d'elle, des hommes en rang d'union. Elle a paré au plus pressé et prêché aux plus désemparés.

Sophie n'est pas femme de pouvoir mais femme de pourvoir. Elle a beaucoup cafouillé quant au port du masque, elle a pas mal rétropédalé, sur les écoles, sur les résidences secondaires mais jamais sur le kayak.

Ses états de service ? Être au service de l'État.

On l'appela Madame Carglass *« je répare, je remplace »* car Sophie ne se place pas, elle remplace (Didier Reynders,

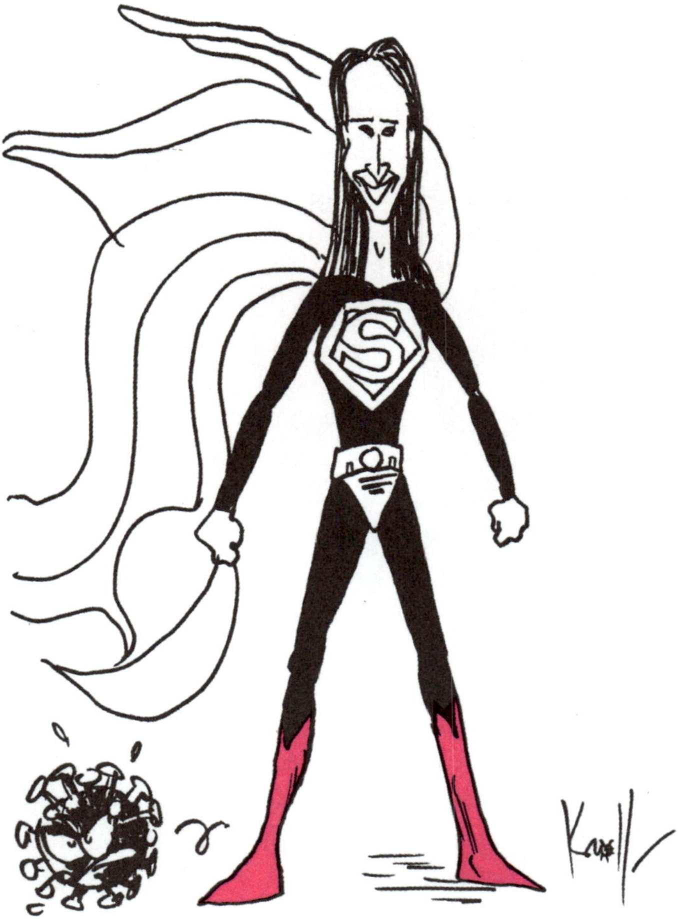

Hervé Jamar, Charles Michel) et est devenue un moment irremplaçable.

Georges-Louis se rase en pensant au 16, elle, ce sont les murs qu'elle raserait pour qu'on la laisse bosser dans l'ombre. La phrase « *Je ne travaille pas pour mon image* », ce n'est pas du Didier Reynders mais du Sophie Wilmès. Elle est devenue Première ministre : « *C'était la solution impliquant le moins de changements* », elle a reçu les

pouvoirs spéciaux, comme une bénédiction fédérale, elle fut ointe des pieds à la tête.
Avant la pandémie, elle déclarait : « *Il faut améliorer les finances publiques pour ne pas reporter la charge sur nos enfants* », du coup, ce sera pour nos petits-enfants et arrière-petits. Avant, elle a raboté le budget de la Santé. Les infirmières le lui ont rappelé.
Trop longtemps, elle a ignoré le secteur culturel alors, pour se rattraper, elle était là le premier jour de l'ouverture des musées, elle ne risquait rien, les tableaux ne se retourneraient pas sur son passage.
À la maison, ses enfants parlent anglais avec leur père australien, français avec elle, les devoirs se font en néerlandais. Ce n'est plus une famille mais un plan langue, un Erasmus.
Enfant, elle ne devait sûrement pas « dépasser » au coloriage et sur le Titanic, elle aurait distribué les canots pneumatiques tout en chantant près de l'orchestre.
Si la fonction fait l'homme, l'onction fait la femme. Sainte Sophie, mère matrie.

Wuhan

[Le chiffre 1 en anglais, prononcé à la chinoise.]

Selon la propagande anti-chinoise, c'est dans un labo de la ville de Wuhan que l'on aurait déchiqueté un pangolin en manque d'infection. En extripant à mains nues les boyaux de l'animal, les laborantins, tout en sang gantés, auraient lancé la phase germinale du virus sans lequel ce dictionnaire n'aurait pu voir le jour.

X

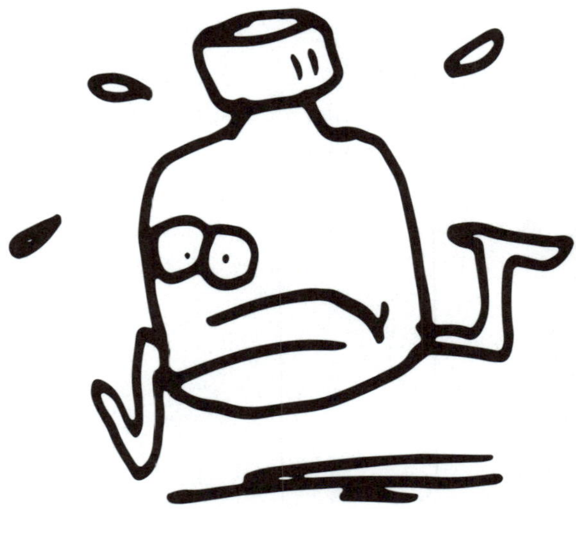

XVIII

[Chiffre romain qui, comme tant d'autres, a disparu pendant la pandémie.]

Plusieurs directeurs de musées de Paris ont, durant le mois de mars, effacé les chiffres romains déterminant le siècle de réalisation des œuvres exposées pour les remplacer par les chiffres arabes facilement compréhensibles. Aussitôt, le gouvernement belge a tenté de racheter tous les M C D V X L I ainsi ôtés afin de les donner aux journaux télévisés pour que ceux-ci annoncent dorénavant le nombre des contaminations et d'admissions aux soins intensifs en chiffres romains. Ce serait une question de santé mentale. Ne pas saisir tout de suite l'ampleur des dégâts du virus permettrait aux Belges d'amortir quelque peu le choc de la nouvelle. *Citation* d'Éric Zemmour : « *Graver des chiffres arabes dans nos musées français sur les socles de nos œuvres françaises est encore une preuve que l'islamo-gauchisme n'a plus de limite et que l'invasion du monde musulman progresse jusqu'au cœur même de nos cités ! Jules César, avec ses chiffres romains, avait réussi à contenir l'invasion arabe et là, d'un coup, tous ses efforts sont balayés !* »

Y

Yodler

[Crier sa souffrance en pleine vaccination.]

Les plus grands yodleurs sont ces Belges qui, ayant reçu leur première dose d'AstraZeneca, connaissent la date de l'administration de leur deuxième piqûre et, en même temps, à la radio, entendent la liste des effets secondaires indésirables de ce vaccin. Le yodle devient encore plus poignant pour ceux qui, parmi ces demi-vaccinés, fêtent leur anniversaire pendant cette période intermédiaire. Du coup, ils dépasseront l'âge pour lequel ce vaccin est autorisé dans plusieurs pays d'Europe…

Yo-yo

[Technique gouvernementale pour éviter le freezing.]

Ouvrir et fermer les commerces de façon soutenue, inciter à pratiquer le kayak ou à lancer le frisbee, tout cela montre certes une volonté de garder les gens en mouvement mais, surtout, une réelle fébrilité de la part de nos dirigeants qui depuis plus d'un an prennent des mesures de trois types : celles relevant du bon sens, celles prises par dépit, et enfin, celles prises en dépit du bon sens.

Le yo-yo est aussi une métaphore de notre système politique belge. Un yo-yo est un « *jouet composé de deux hémisphères aplatis réunis par un axe* » à l'instar de notre royaume aux deux hémisphères, Wallonie et Flandre, reliés par un axe, Bruxelles. « *La ficelle s'enroulant autour de l'axe du yo-yo* » correspond au lien fédéral (royauté, sécurité sociale, armée…) avec lequel les deux hémisphères jouent. « *Il faut régionaliser !* » « *Vive la refédéralisation !* » Et enfin, le fait que « *le jeu consiste à lancer le yo-yo et à le ramener dans un va-et-vient continu* » évoque ces allers-retours des préformateurs quittant le Palais pour remplir leur mission et y revenant, leur rapport sous le bras.

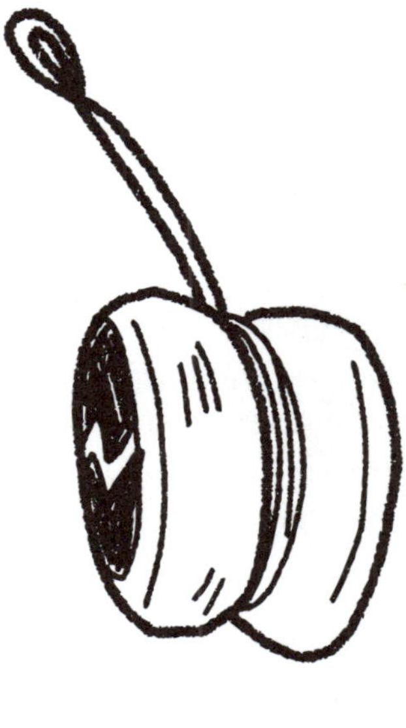

Z

Zoom

Avant, c'était le fait de tourner une mollette d'un appareil photo pour voir mieux, de plus près.
Désormais, c'est l'inverse, il s'agit de s'éloigner physiquement pour se voir moins bien sur un écran d'ordi.

Zoonotique

Cet adjectif n'a rien à voir avec les attractions aquatiques proposées au lac de l'Eau d'Heure. Il traduit la trop grande proximité entre l'animal et l'homme qui conduit à un transfert de plus en plus fréquent de maladies et virus d'une espèce à d'autres herpès.

Zorro

[Héros qui se masqua sans attendre les consignes de nos gouvernants.]

Un exemple pour notre jeunesse désinvolte qui ne respecte rien et pour les adultes amorphes qui attendent que le gouvernement les oblige à le porter, le masque ! Le résultat est là, ni Sergent Garcia ni Bernardo n'ont jamais été testés positifs.

Zumping

[Divorce à la minable.]

Contraction douloureuse de zoom et de dumping « larguer », il s'agit d'une rupture en cours d'appel vidéo, souvent verbalisée par des expressions telles que « *Ah ! Mince... Je n'ai plus de wi-fi !* » « *Je suis dans un tunnel, je te rappelle* » ou un plus assumé « *Larguez les amours ! Je prends le large.* »

Zut !

Cri spontané de la lectrice, du lecteur découvrant la fin de son Dicovid avant de reprendre la lecture à la lettre A pour oublier la quatrième vague qui s'annonce. Je codéconne !

PAS DE PANIQUE

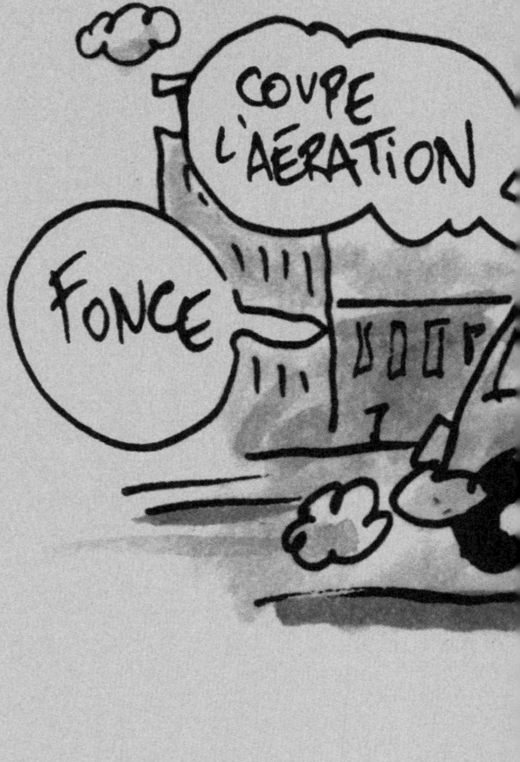

ON N'ATTRAPE PAS LE CORONAVIRUS EN TRAVERSANT CHARLEROI

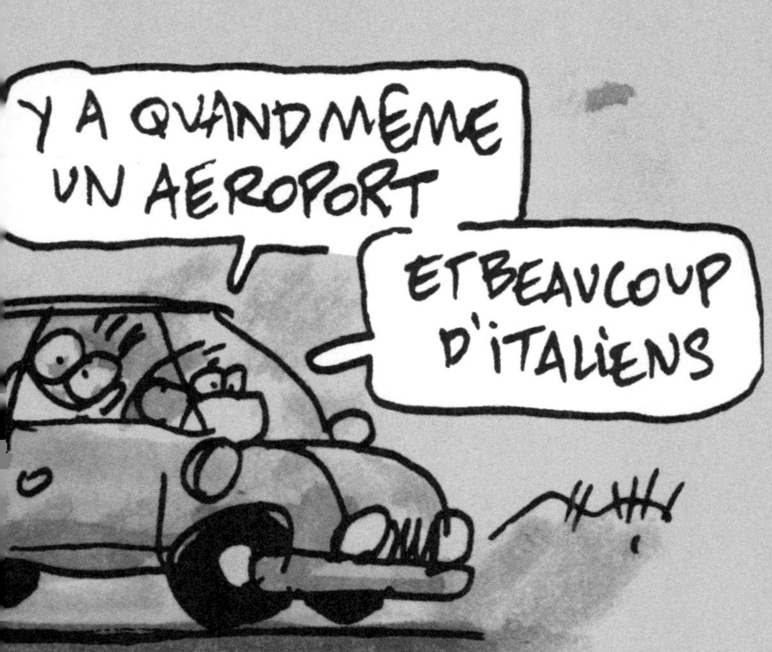

Dialogues de confinés

AU MUSÉE DÉCONFINANT

La Jeune Fille à la Perle de Vermeer
Les musées rouvrent!

La Joconde de de Vinci
Ah! Il est temps! Plus personne ne s'extasiait devant moi depuis le début du confinement, je n'ai plus aucune estime de moi! J'en perds mon sourire!

Le Baiser de Klimt
Quand même, ouvrir des musées avant les cinés et les théâtres, c'est que nous sommes, comme le pain et le PQ, essentiels.

La Femme qui Pleure de Picasso
Mais pourquoi ouvrir avant les coiffeurs?!? Je dois passer chez eux avant le retour du public, ma tête doit être dans un état!

Les Canotiers du Déjeuner de Renoir
Pas pire que d'hab'!

L'Autoportrait de Warhol
La santé avant l'économie, je veux bien mais résultat, ma cote a dégringolé…

La Goulue de Lautrec
Est-ce que les gens vont se bousculer aux postillons ?

Le Cri de Munch
En tout cas, ils entreront masqués et gantés !
Sinon, je quitte le tableau !

Une Demoiselle d'Avignon de Picasso
Ils sont capables de modifier les œuvres avant la réouverture.

La Laitière de Vermeer
Comment ça ?

Une Demoiselle d'Avignon
Tu vois le tableau où le doigt de Dieu frôle la main de l'homme ? Ils sont capables de le retoucher pour placer le doigt divin à 1 mètre 50 de la main !

Les Époux Arnolfini de Van Eyck
C'est normal, faut être civique !

La Laitière
C'est ça ! Et la Dernière Cène ?
On allonge la table de la toile pour respecter les distances entre chacun ?

Une Demoiselle d'Avignon
Le penseur de Rodin, lui, il protège sa bouche avec la main, on l'exposera tel quel !

Guernica de Picasso
En tout cas, le premier qui touche à un poil de martre d'une œuvre de Banksy, il déclenchera la guillotine insérée dans le cadre ! Hop ! Lacérée en dix secondes.

La Madone de Raphaël
Y en a un qui doit adorer cette pandémie, c'est James Ensor. Il n'a peint que des masques toute sa vie !

Les Amants de Magritte
Maggie aurait été capable d'acheter tous les tableaux d'Ensor à la place de vrais masques.

L'équipage du Radeau de la Méduse de Géricault
C'est qui, Maggie ?

Les Amants
Une ex-ministre belge de la Santé, elle était plus Monet que Manet. Très impressionniste.

La Joconde au Cri
En attendant que tous nos musées s'ouvrent, le Cri, viens avec moi dans la chambre de Vincent…

Le Cri
Vincent ?

La Joconde
Van Gogh, dans sa Chambre d'Arles,
le lit est vide…

Le Cri
Tant qu'à voyager, je préfèrerais découvrir l'Origine du monde.

La Joconde
L'un n'empêche pas l'autre… Et que dure la pandémie, alors!

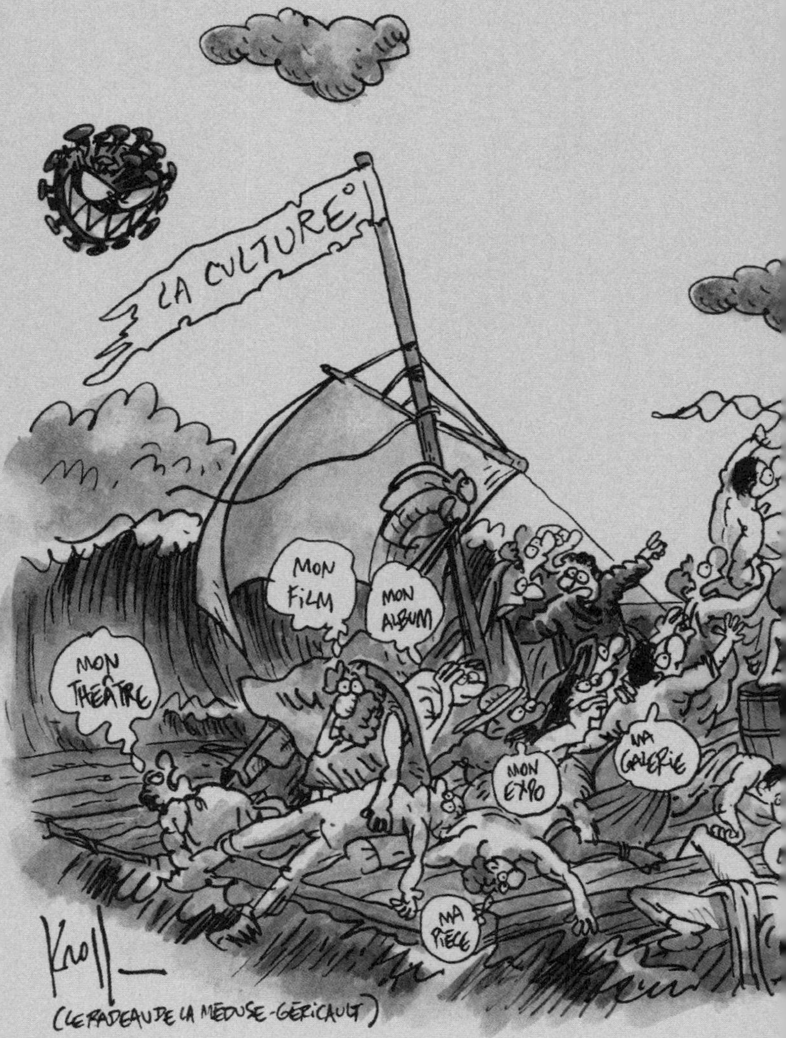
LA CULTURE
MON FILM
MON ALBUM
MON THEÂTRE
MA GALERIE
MON EXPO
MA PIÈCE
Kroll
(LE RADEAU DE LA MÉDUSE - GÉRICAULT)

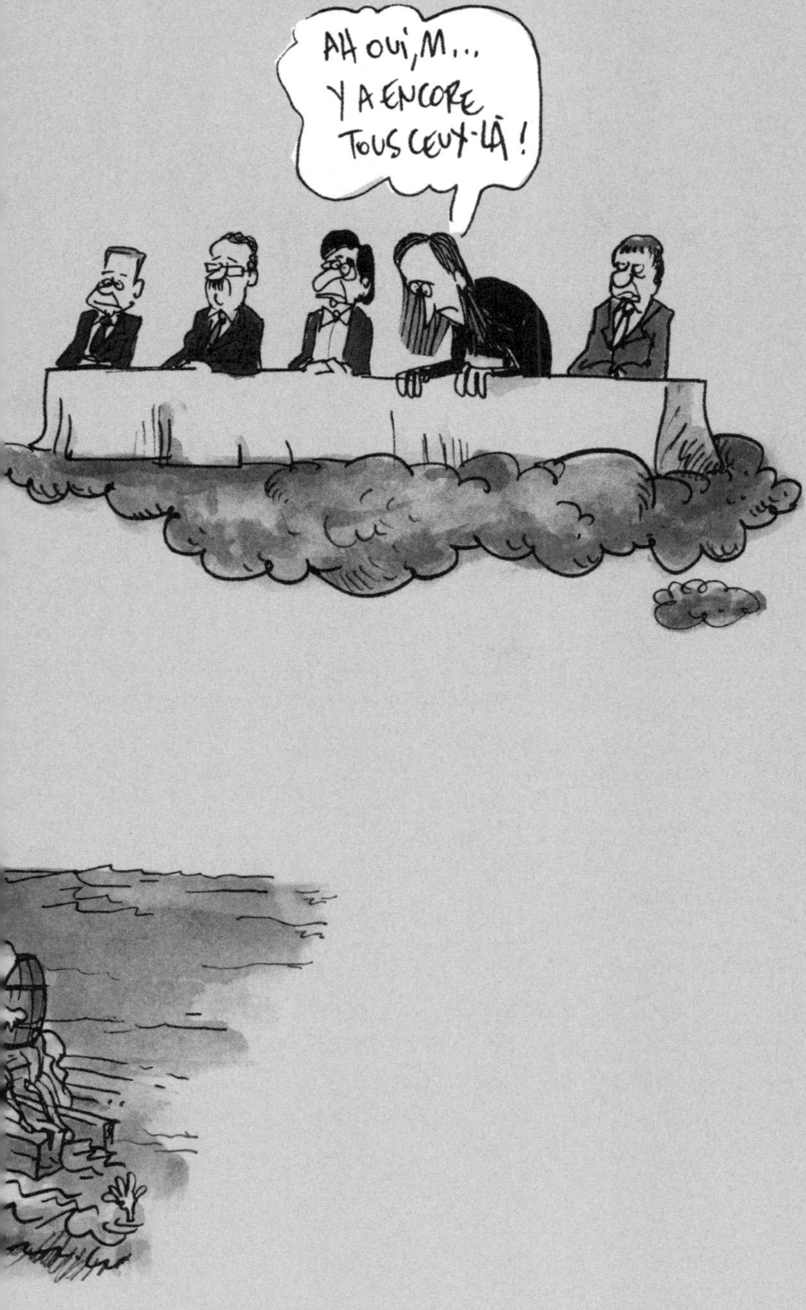
AH OUI, M...
Y A ENCORE
TOUS CEUX-LÀ !

À paraître prochainement :

Le DICOVID 2

Extraits choisis

Juillet 2021

À Forest-National devenu vaccinodrome, Angèle chante devant 61 personnes recevant leur deuxième dose de vaccin : 15 infirmières, 23 cyclistes du bois de la Cambre, les 14 automobilistes respectant le 30 km/heure, 2 épilatrices, 4 filles de métiers de contact et 3 tenanciers de bars renonçant au report de cotisations sociales contre un vaccin sans en connaître la marque.

Août 2021

Les églises pouvant accueillir 15 personnes, le festival Couleur Café se déroule à la basilique de Koekelberg. Le festival affiche sold out. Dans les steppes sibériennes, le permafrost fondu fait apparaître le squelette d'un des Tueurs du Brabant wallon, reconnaissable à sa carte Delhaize, intacte. Le médecin légiste est formel, le Tueur n'est pas décédé à cause du covid.

Septembre 2021

Boris Johnson porte plainte au TPI : la fermeture des frontières de tous les pays d'Europe est une copie illégale de son Brexit. La Sabam et la Sacd condamnées à verser des droits d'auteur.

Octobre 2021

Toute personne dépassant dans la file d'attente d'un centre de vaccination ne pourra plus partir en voyage non essentiel tant que le variant népalais n'est pas maîtrisé.

Novembre 2021

La Fédération Wallonie-Bruxelles trouve un accord avec Netflix. La plateforme accordera une remise de 50 % sur un abonnement annuel à tout artiste belge résidant à Bruxelles, ayant joué cinq fois en Wallonie et une fois dans les cantons de l'Est et acceptant de changer son nom de scène en anagramme d'Arsène Lupin comme Paul Sernine, Luis Perenna ou Aline Prunes.

Décembre 2021

Vu l'état de santé mentale des Belges, le gouvernement force la RTBF, RTL/TVI et LN24 à se mettre en grève afin de supprimer toutes leurs émissions pour ne diffuser que de la musique. Les effets sont immédiats, les Belges sont maintenant 75 % à croire à un prochain déconfinement.

Janvier 2022

Les personnes âgées vaccinées peuvent sortir le lundi entre 15 et 17 heures dès le 1er janvier : « *Bonne aînée, bonne santé !* » est le slogan de la nouvelle campagne du gouvernement Beethoven.

Février 2022

Les Hautes Fagnes sont enfin totalement dynamitées pour stopper les bouchons du week-end. Dans les trous béants dus aux explosions, on retrouve les restes d'un deuxième Tueur du Brabant, reconnaissable à son ticket de caisse Delhaize, intact.

Avril 2022

Instagram révèle que Candy, le chien de Georges-Louis Bouchez, a été vacciné avant les éléphants de Pairi Daiza, pourtant prioritaires selon l'OMS. Candy obtient 153 246 likes de soutien avec le #MeToutou. GLB, jaloux du succès de son chien, s'inscrit au cours de dressage et veut qu'on l'appelle « Didier » en hommage à son mentor du MR l'ayant abandonné pour épouser la cause européenne.

Juillet 2022

Les musées sans ressources revendent tous les tableaux de la peinture flamande et du surréalisme sur le site Au Bon Coin. La Fédération Wallonie-Bruxelles sauve de justesse un pan de notre patrimoine en rachetant l'affiche annonçant l'exposition des œuvres de Jean-Michel Folon.

Octobre 2022

Le gouvernement lance une autre stratégie : lundi, seuls les commerces alimentaires seront ouverts, le mardi, uniquement les cinémas et les théâtres, le mercredi est réservé aux salons de coiffure et aux métiers de contact, jeudi : les églises et les salles de sport, vendredi : les restaurants et les bars, samedi : les musées et les boîtes de nuit, le dimanche étant réservé aux manifestations anti-covid.

Été 2023

Le rachat des échafaudages du Palais de Justice par la junte birmane pour ses prisons à ciel ouvert a permis de payer la facture de réfection des châssis et de la chaudière du Palais Royal. Le plan de relance de l'économie belge (5,9 milliards) est une réussite totale.

Pré-renaissance 2024

Démantèlement d'un réseau de trafiquants de doses Pfizer dans le port d'Anvers, les 32 mules arrêtées révèlent avoir avalé chacune 80 doses du vaccin pour les revendre au Brésil après leur éjection intestinale. Ne présentant aucun effet secondaire apparent, ils seraient immunisés contre le covid et ses variants pour 150 ans.

Printomne 2025

Abandonnés par Éric Domb en convalescence dans une lamaserie au Tibet, les animaux de Pairi Daiza ont suivi les consignes de la ministre de la Culture et se sont très vite « réinventés » : l'éléphant est agent de la circulation au rond-point Montgomery, les girafes servent de tours de contrôle à l'aéroport de Charleroi et les zèbres ornent les socles des statues de Léopold II récemment déboulonnées.

Hivernage 2032

En présence de la reine Élisabeth, le premier avion avec passagers à bord a décollé de ZIH (Zaventem-Ikea-Heineken). Sur le tarmac d'Alibaba-Google (ex-Bierset), les hôte.sse.s ont protesté contre le manque de temps nécessaire au débarrassage des plateaux-repas offerts par Quick-Findus (ex-Secours catholique et Restos du cœur).

Canicule 2033

Grâce à la langue des signes, les « mains invisibles » ont donné un coup de pouce au procès Nethys diffusé en direct sur Netflix. L'hologramme de Stéphane Moreau a livré une belle prestation de défense sur Amazon Prime Video avec l'aide d'un PowerPoint et de moult slides. La plateforme récoltant le plus grand nombre de vues déterminera la culpabilité ou l'innocence de l'accusé.

Résilience 2040

Le couvre-feu de midi 45 imposé entre le tunnel Annie Cordy et le boulevard Plastic Bertrand n'est pas respecté par les vélos cargos refusant de rouler à 30 km/heure.

Moyen Âge 2055

Kevin Gilbert, invité sur le plateau de Benjamin de Brigode, est inquiet vu la croissance du nombre de contaminés dans le GSK-Walibi (ex-Province du Brabant wallon). Michaël M., petit-fils de Mathieu Michel, est moins alarmiste. Adrien Coppieters et Dimitri Gala poussent Jonathan De Croo à privilégier la vaccination des pilotes de drones de Qualibeef (ex-Bastogne) avant celle des marcheurs napoléoniens de l'Entre-Sambre-et-Meuse. Bonne nouvelle : le vaccin Pfizer15 serait efficace à 83 % contre le complotisme.

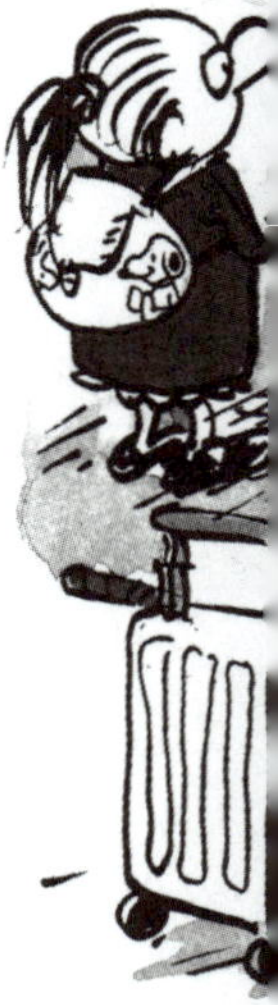

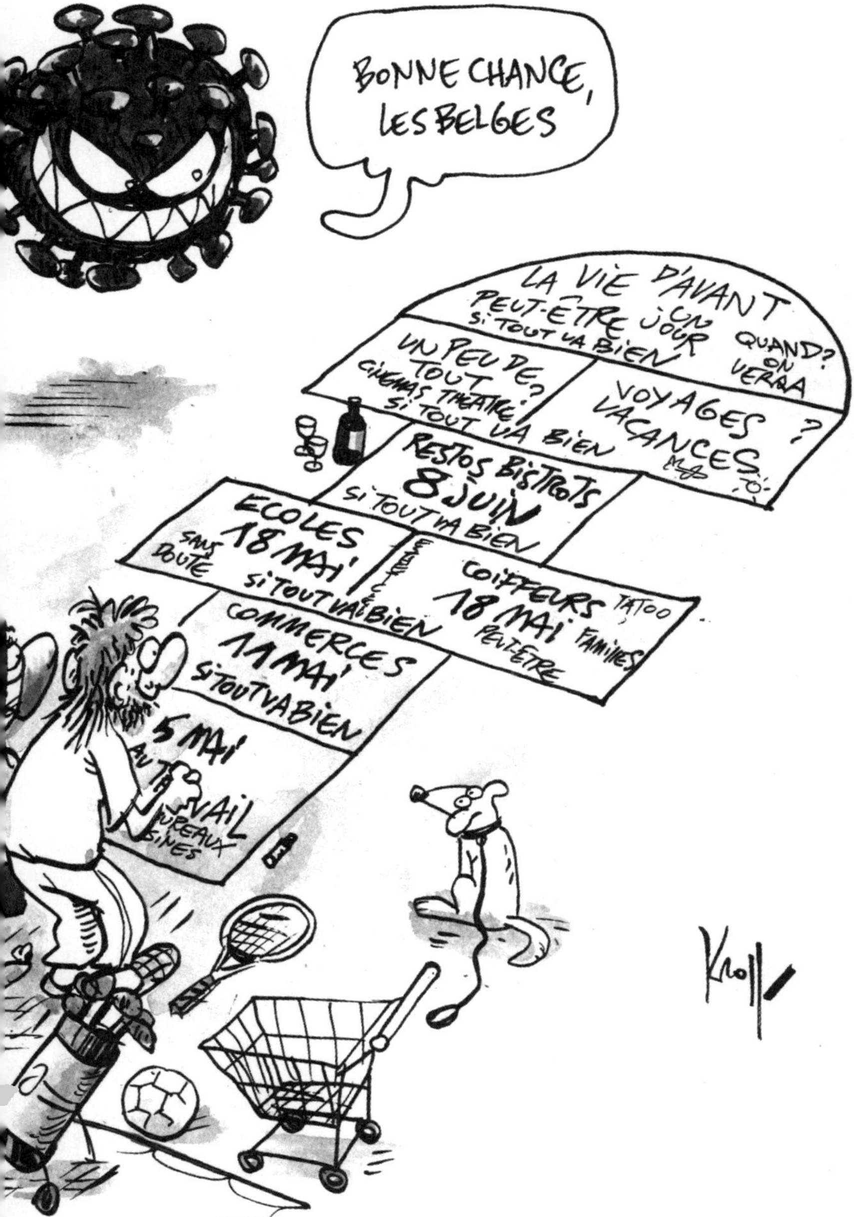
BONNE CHANCE, LES BELGES
LA VIE D'AVANT
PEUT-ÊTRE UN JOUR
SI TOUT VA BIEN
QUAND? ON VERRA
UN PEU DE TOUT ?
CINÉMAS THÉÂTRE
SI TOUT VA BIEN
VOYAGES ?
VACANCES
RESTOS BISTROTS
8 JUIN
SI TOUT VA BIEN
ECOLES
18 MAI
SANS DOUTE
SI TOUT VA BIEN
COIFFEURS
TATOO
18 MAI
PEUT-ÊTRE
FAMILLES
COMMERCES
11 MAI
SI TOUT VA BIEN
5 MAI
Kroll

MERCI

Ce Dictionnaire a vu le jour grâce aux chroniques hebdomadaires que j'écris dans le supplément « Regards » du quotidien *L'Écho*. Je remercie donc Serge Quoidbach, rédacteur en chef de *L'Écho*, et Marc Lambrechts, rédacteur en chef-adjoint, pour leur confiance et leur sens de l'humour.

Je remercie le covid19 qui a tout mis en œuvre depuis mars 2020 afin que je ne traîne pas les soirs, w-e et jours fériés sur les scènes de Belgique, de Suisse, de France et ce dans le seul but de m'offrir le temps nécessaire à la rédaction de cet ouvrage.

Je remercie aussi Ariane pour sa précieuse collaboration.

Je remercie le Comité des Fêtes de la salle Saint-Eleuthère de Blandain qui, en 1973, lors d'un concours dont j'ai hélas oublié les tenants et aboutissants, m'a offert mon tout premier dictionnaire Larousse que j'ai effeuillé bien plus que *Playboy* et *Love Dreams* réunis et qui m'a donné ce goût des mots, de leur étymologie et doubles sens.

« — *Dis, Astra, au fond, les humains, ils disent le ou la covid ?* », demande Zeneca.

— *L'Académie française l'a proclamé*, répond Astra, *c'est la covid !*

— *Donc en Belgique aussi alors ?*, reprend Zeneca.

— *Non*, rétorque Astra. *Ce virus colle tellement à la peau du Premier ministre qu'il est comme lui, asexué linguistique. C'est le covid !* »

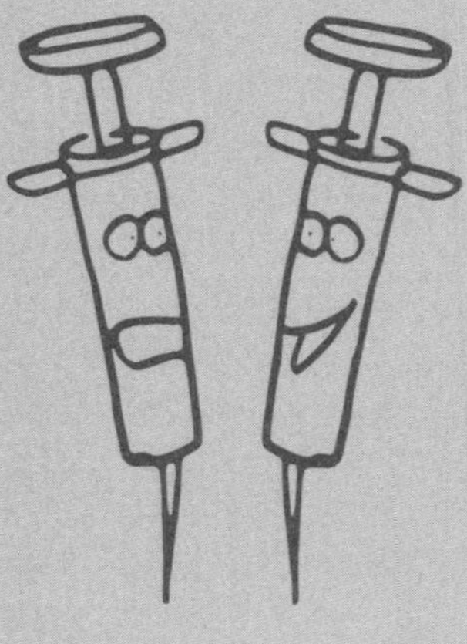

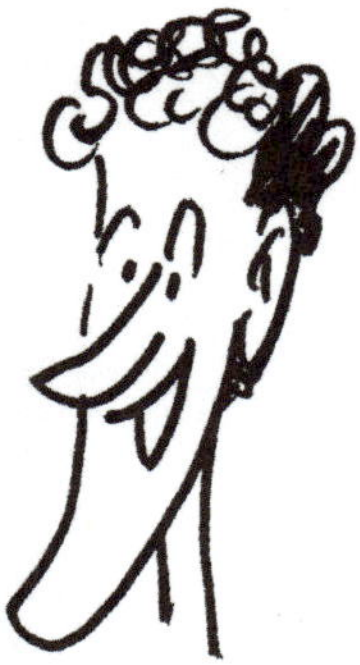

Bruno Coppens, le plus francophonissime des humoristes belges, est chroniqueur en radio et en presse écrite, comédien survolté sur scène de Montréal à Avignon en passant par Dakar. Lancé grâce au Festival international du Rire de Rochefort où il décrocha le Prix de la Presse et du Public (1982), il a créé à ce jour six seuls en scène dont *Ma Terre Happy !* nominé « meilleur seul en scène en Communauté française ». Collaborant avec Pierre Kroll au *Jeu des dictionnaires* et dans *Un Samedi d'enfer* (RTBF La Première), il a « mis en scène » le premier spectacle du dessinateur de presse en 2015, *Kroll en scène !*, qui connut un grand succès. Cet ouvrage est une nouvelle étape de leur collaboration.

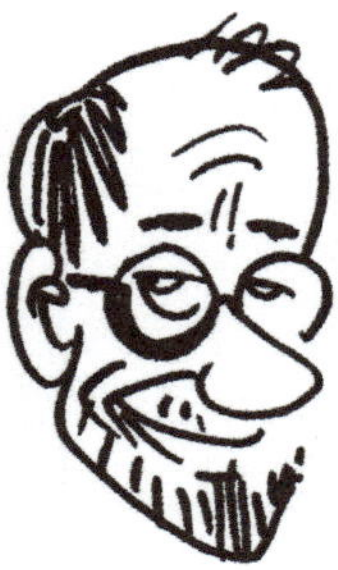

Pierre Kroll est dessinateur de presse pour *Le Soir*, *Ciné-Télé-Revue*, la RTBF (entre autres), membre actif du collectif Cartooning For Peace, docteur honoris causa de l'Université de Liège et membre associé de l'Académie royale de Belgique. Sa carrière a été couronnée de nombreux prix dont, en 2006, 2009, 2012 et 2017, le Press Cartoon Belgium qui récompense le meilleur dessin de presse de l'année. Depuis 1995, il publie chaque année au moins un recueil de dessins de l'année et se produit sur scène pour la raconter.

Du même auteur

Textes humoristiques

Le fond de l'ère effraie (Luc Pire, 2010)
Ludictionnaire (Racine, 2015)
Ludictionnaire 2 (Racine, 2016)
Pour s'élever, il faut d'abord se planter (Racine, 2019)

Textes de spectacles publiés

Ma Terre Happy ! (Publi-Libris, 2007)
Mes Singeries vocales (La Renaissance du livre, 2010)
Trac ! (La Renaissance du livre, 2014)

Co-auteur de livres collectifs

La Belgique infernale (Racine, 2005)

Livres Jeunesse

L'Atelier des Mots (Casterman, 2002)
Pour m'endormir, j'éteins mes yeux (École des Loisirs, 2009)
Et hop ! (La Renaissance du livre, 2016)
Le secret des dents de lait (La Renaissance du livre, 2018)